经典经方
原方原量
临证录

曾祥珲 温姗 主编

许家栋 杨志敏 主审

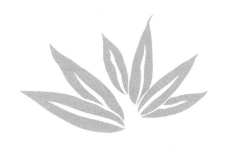

U0346190

全国百佳图书出版单位
中国中医药出版社
·北京·

图书在版编目（CIP）数据

经典经方原方原量临证录 / 曾祥珲，温姗主编 . —北京：
中国中医药出版社，2022.10（2022.11 重印）
ISBN 978-7-5132-7785-3

Ⅰ . ①经… Ⅱ . ①曾… ②温… Ⅲ . ①中医学—临床
医学—医案—汇编—中国—现代 Ⅳ . ① R249.7

中国版本图书馆 CIP 数据核字（2022）第 162843 号

中国中医药出版社出版

北京经济技术开发区科创十三街 31 号院二区 8 号楼
邮政编码　100176
传真　010-64405721
三河市同力彩印有限公司印刷
各地新华书店经销

开本 880×1230　1/32　印张 11　字数 199 千字
2022 年 10 月第 1 版　2022 年 11 月第 2 次印刷
书号　ISBN 978 – 7 – 5132 – 7785 – 3

定价　48.00 元
网址　www.cptcm.com

服 务 热 线　010-64405510
购 书 热 线　010-89535836
维 权 打 假　010-64405753

微信服务号　zgzyycbs
微商城网址　https://kdt.im/LIdUGr
官 方 微 博　http://e.weibo.com/cptcm
天猫旗舰店网址　https://zgzyycbs.tmall.com

如有印装质量问题请与本社出版部联系（010-64405510）
版权专有　侵权必究

习经典理法，从容应对急性热病

执经方利器，析病机方机证伤寒

《经典经方原方原量临证录》编委会

主　审　许家栋　杨志敏

主　编　曾祥珲　温　姗

编　委（按姓氏拼音排序）

杜炯栋　黄　臻　刘　畅　罗士针　宋　苹

曾美玲　张　燕　张锦祥　张晓轩

许　序

　　仲景之学，方源汤液，法出扁鹊。《汉书·艺文志·方技略》云："经方者，本草石之寒温，量疾病之浅深，假药味之滋，因气感之宜，辨五苦六辛，致水火之齐，以通闭解结，反之于平。"又，弘景曰："经方之治，有二旦、四神、大小等汤，昔南阳张机，依此诸方，撰为《伤寒论》一部，疗治明晰，后学咸宗奉之。"（《辅行诀脏腑用药法要·二旦六神大小汤》）故伊尹撰用《本草》以为《汤液》，仲景源出《汤液》以为《伤寒》（注：《伤寒杂病论》，下同）。是以经方即用二旦、四神、大小诸方以疗水火气血阴阳诸病，而缘由后世倚重宋本，忽略了对汉魏晋唐诸本经方体系的研究，从而使得诸如"阴旦""解肌""服饵"等颇多妙法宝珠蒙尘。

　　为挖掘还原仲景经方医学体系，笔者秉持溯本追源，以经解经，禀伤寒法脉贯六经微旨，启汉唐宝典传二旦遗篇，提出了"三观统六经，六经钤百病""病机解伤寒，方阵衍二旦"的经方临证大则，倡立了"表里观""正邪观""津液观"之三观学说来贯通六经，以六经病势来统摄诸病；以"辨"津液、营卫、三焦、胃气、精气盛衰及水火气血之有无为机窍，以二旦方阵统领四神、大小诸方为兵戈，以使经方临证有法有方，原方原量，不加不减，知行合一。

"经典经方"这个学术概念也正是笔者在读《伤寒》、用《伤寒》、教《伤寒》的过程中所提出，其特点即严格遵循仲景的方药结构，不加不减、原方原量地去施用经方，以区别于具有加减变化及合方学术特点的"宽泛经方"体系。蒙学子们追随，笔者从事"经典经方"学术体系讲授工作已逾十年，坚持网络教学、年会发布、医院授课和临床带教相结合，以期愚者千虑之一得或能有裨益于医界。

2017年6月，笔者受邀于广东省中医院讲座及经典科查房，以一剂竹叶石膏汤退八旬高龄患者一周肺炎脓毒血症之高热，并在2018年正式由院方成立了"广东省中医院许家栋名医工作室"。其间，中医经典科曾祥珲医生是医院第一位派遣到山东五莲跟诊的"经典经方"传承弟子。祥珲克服了临证思维需要推倒重建、气候饮食需要南人北适、语言交流需要实时学习等不利因素，在3个月不间断的密集跟诊过程中，后来居上，临证水平竟然脱颖于很多跟诊早于他的同学。这些成绩的取得，固然离不开祥珲自身的努力与勤奋，但更能看得出"广东省中医院中医经典病房"果真堪为"中医的一面旗帜"！

在杨志敏副院长与颜芳主任等"明师"们的带领下，经典科医生们具备了扎实的中医经典功底，强大的吸收能力与虚怀若谷的学习精神！还记得祥珲在不到一个月的时间，就基本背会300余首经方，在跟诊的学生中传为美谈。当跟诊期满，回到医院工作后，祥珲恪守"经典经方"辨治体系，勤于思考，勇于实践，不但在经典科中屡攻重疾沉疴，而且经常受邀到其他科室中去扶危救急，凸显了一位学经典用经典、有学识有实践、有担当有追求的优秀青年中医的宝贵特质。陈达灿院长也曾称赞道："去山东学习了3个月回来就争当'治疗发热小能手'，看来的确是有了信心和水平！"

《经典经方原方原量临证录》就是祥珲医生这几年学用"经典经方"的部分临证病案，有热病有杂病，有皮肤疾患有五脏积聚。全书概引述略了"经典理论体系"的基础课程，通过病案实证让读者认识到"经典经方"在临证中高维度的辨证方法。书中"辨证分析""处方分析""按语"等部分正是祥珲至精至微的有益思辨，可以引领读者以庖丁解牛的视角对病案条分缕析，展示出了"经典经方"体系遵循的"无一字无来历，无一字无出处""丝丝入扣"的治学与临证标准。古人云："夫医之为道，必志虑渊微，机颖明发，然后可与于斯。"（《脉确·赠医师葛某序》）祥珲习用经典经方，3年即有此成就，正是因为具有了此特质，假以时日，为学日增，必会成为一代经典经方优秀传人！

许家栋

庚子年雪月于山东五莲山麓

许家栋，经典经方学术体系倡立及带头人，广东省中医院"许家栋名医工作室"学术指导老师，著有学术专著《经方探源》。

杨　序

习近平总书记指出，中医药学是"祖先留给我们的宝贵财富"，是"中华民族的瑰宝"，是"打开中华文明宝库的钥匙""凝聚着深邃的哲学智慧和中华民族几千年的健康养生理念及其实践经验"。2019 年 12 月以来，新型冠状病毒肺炎疫情不期而至，国民健康受到巨大威胁，世界各国奋起抗疫，而我国坚持中西医结合，中西药并用，充分发挥中医药治未病、辨证施治、多靶点干预的独特优势，使中医药在此次抗疫中能"早期介入、全程参与、分类救治"，有效地降低了发病率、转重率、病亡率，提高了治愈率。中医学再一次在疫病流行之际，守卫人民群众的健康。

经方，广义来说，是源于《汤液经法》对中药四气五味、有毒无毒、生长环境等的系统阐释，由医圣张仲景系统总结，并在汉唐时期中医家们遵循系统的辨证法度（主要是六经辨证）所应用的处方；而经方体系，则是具有完整理论体系和处方用药的辨证论治方法。作为中医药史上的一颗明珠，经方是一个既传统，又新鲜活跃的命题。从《汤液经法》到《伤寒杂病论》的问世，经方相关的辨证体系逐渐成为古代医家们在面对各种不同的环境、疫病、常见病时的主要对治手段。《汉书·艺文志》谓："经方者，本草石之寒温，量疾病之浅深，假药味之滋，因气感之宜，辨五苦六辛，致水火之齐，以通闭解结，反之于平。"这反映了经方依"四气五味"疗疾之特点。而孙思邈的《千金方》以"江南诸师，秘仲景要方不传"的简短语言，将当时医家秘传经方的情形呈现在眼前；《外台秘要》又一次将汉唐时期的经方、时方做了一次完整的收集、归纳，给后人留下了非常宝贵的中医财富。后世学派不断发展传承，让经方得以流传至今。纵使在这样一个西医学迅猛发展、标准多元的时代，经方体系仍以其"方药之简明、理法之效验"的突出优势，为广大中医学者和一些西医人士所追求。

广东省中医院自2000年起，便启动了"名医工程"，实施"读经典，跟名师，做临床"的中医药人才培养模式。全国各地的专家在我院进行"师带徒"，而临床医生通过系统地跟师学习，不但学会了新的知识，还能在临床中不断地实践、归纳、总结，最终可以系统应用，更好地提高临床疗效。同时，我院不单重视专病专科的建设，更重视有中医特色的中医经典病房的建设。中医经典病房作为我院探索中医药为主导治疗急危重症及疑难病的临床基地，不同的学术体系在这里能得到深入的交流和碰撞，临床不同的疾病在这里也能得到从经典中医角度对"表里观、津液观、正邪观"的细腻剖析，进而调和虚实、寒热，反之于平，这也是区别专科专病的重要方面。

许家栋老师多年来挖掘、还原张仲景经方医学体系，构建了严谨而丰满的经典经方学术体系。为更好地促进学术的传播和经方的传承，我院成立了"许家栋名医工作室"，祥珲为我院第一位派往山东五莲系统跟师学习的弟子，在面对别具一格的经典经方体系时，他能突破思维定势的限制，苦心钻研，学成返院后，在中医经典病房大胆实践，进一步碰撞、融合和升华。通过这几年的临床实践，他在常见病，尤其是在急性热病的经方辨治方面，积累了较多的临床心得，取得了明显的疗效。这也充分反映了通过"师带徒""读经典，跟名师，做临床"的培养方式，能促使青年中医更早地、更好地成才。中医的传承与发展需要青年中医活力的注入，激情的灌注，因为他们"心中有火，眼里有光"，更能激起中医振荡的浪花；而将青年一代的中医培养成擅用经方、敢治急性病、能治慢性病的纯正中医，能更好地促进中医药的传承和发展。在这种双向循环的发展中，中医药将更能以其确切的疗效服务于广大人民群众。

"医之为道，非精不能明其理，非博不能至其约。"中医的学习永无止境，愿与青年中医们一起，在探索经方的路上，携手共进！

杨志敏

壬寅年夏月于羊城

杨志敏，女，教授，主任医师，博士生导师，广东省名中医，现任广东省中医院副院长。

前　言

　　经方，是中医史上的重要传承，它以精简、效宏的特点被古今中医学习者孜孜以求。古往今来，以《伤寒论》《金匮要略》为代表的经典理论及经方被广泛应用于临床，取得了许多喜人的疗效。

　　然而，中医经典的传承却并非经过自身努力学习先贤的著作便可实现，还需要医者反复临证的实践体悟和师者毫无保留地授业解惑。我从2007年大学时期便开始接触经典中医，当时太师父李可先生的《急危重症疑难病经验专辑》这本书对我影响尤大。后在跟随不同老师学习的过程中，逐渐尝试并掌握了经方中许多所谓"毒性"中药的应用方法，在自己身上尝试不同经方，并观察它们在体内产生的不同反应，经历了多种服用经方后的"瞑眩反应"。这些经历，让我充分理解了治病过程中可能出现的"排病反应"，大大增强了我临床用药的胆识和信心。现回头来看，曾经的经历弥足珍贵。让我记忆犹新的是，在尝试经方和毒性中药的过程中，我治愈了困扰自己达5年之久，因外伤并感受寒邪引起的腰部剧痛顽疾，体悟到了古人"所谓毒性，乃是以药性之偏纠人体之偏"的深刻含义。

2011 年，我有幸进入广东省中医院中医经典科这个大家庭，这是一个全新的临床科室，是医院领导以巨大的魄力和宽阔的胸怀，在南粤大地上开创的以中医为主导的方法治疗各种急危重症和疑难病的临床基地。多年以来，医院广邀全国名师做指导，实施"读经典，跟名师，做临床"的中医药人才培养模式。在吕玉波、陈达灿院长和杨志敏副院长的策划、指导下，在科主任颜芳的带领下，经典科博采众长，理论上全面回归经典，思维上坚持中医原创，灵活运用经方，大胆突破剂量和毒性药物观念的束缚，终于闯出了一条中医发展的全新道路。中医经典科的运作模式得到了国家中医药管理局的肯定和赞许，并在 2018 年作为中医经典病房示范基地向全国推广，在创建全国 100 家中医经典病房中发挥了带头、示范的作用。

这些年，我在艰苦的临床磨炼中，打下了扎实的经典基础，但在实践经方的过程中也有疑惑，《伤寒论》和《金匮要略》中的经方共有 200 多首，而自己临床中能经常使用的却只有 40 首左右，那其他的经方到底有哪些方面的临床应用呢？2017 年 6 月，许家栋老师（以下称许师）受邀在我院讲座并查房。许师以其全新的理法让我感受到了不同层次的经方世界，犹如一股清流淌入心间。2017 年 9 月，我有幸受医院派遣前往许师故乡——山东五莲跟师 3 个月。由于这些年在中医经典方面打下了扎实的基础，我用3个月时间熟记了许师还原、挖掘的360多首经方剂量及组成，并系统学习了以"表里观、津液观、正邪观"三观释病机，以太阴病三大层次、阳明四法、太阴四饮、少阳厥阴解半病等为主线的经典经方理论体系。回院后，我坚持用原方原剂量实践经典经方至今，取得了明显的进步和喜人的疗效，让我的经方生涯更加充实。

2018年初，许师受邀成为我院"许家栋名医工作室"的指导老师，在院内开展了师带徒工作，并不辞劳苦，每月到我院带教、授课。许师为了中医传承所做的努力和付出，大家有目共睹，作为其弟子中的一员，唯有用临床的实践报答老师的无私传授！

此书便是我在广东省中医院这个广阔平台上，对临床常见疾病、部分疑难病使用经典经方体系辨治过程的医案记录。全书主要分为四部分：第一部分为理论体系，通过对经典经方理论体系的整体介绍，阐析基础辨证理论，以指导病案的分析；第二部分为临床带教，是我科作为富含经典中医特色的临床教学示范基地，通过对病例病机的详解，展示了我们在临床教学中的实际带教过程，以点带面，串联了相关的知识点；第三部分为临证实战，是临床医案，分为急性感染性、发热性疾病及内科疾病，其中对每个案例都有细腻的理法分析，并在其中对一些理法如"虚弱津血观""水饮病的五大层面"等进行了总结，以使读者能举一反三，触类旁通。第四部分为师徒大讲堂，它与前面医案的知识点密切关联。这是在"师带徒"的过程中，许家栋老师对三阳热病病传和治法的讲解，让读者能更加系统地学习相关知识。

诚然，对中医经典的体悟和应用并非只靠自身的努力便可达成，更需要良好的中医发展环境。中医药在当代能够蓬勃发展，得力于国家对中医发展的大力支持，而我作为广东省中医院的一员，我的成长尤其离不开医院和科室的培养及明师们的指导。杨志敏副院长时刻关心着我们这些青年中医的成长，指导我们的学习，并几十年如一日，不断地推动着医院中医人才的培养；许家栋老师也为经方人才的培养、经方理法的传承而毫无保留地传授知识和经验。正是因为能得这些明师的指导，我们才能在经方探索的路上不断向前，在临床中不断进步。感恩生命中的这些相遇！我相信，只要行走在实践经典中医的路上，中医人将不会寂寞。

曾祥珲

2022 年 4 月于广州

几点说明

1. 许多案例后面附有延伸的解释，包括分析相关案例的难点、相关联的理论等，有助于更全面了解经典经方体系。同时，不同篇章所涉及的理论互联互通，建议阅读时先全书阅读把握全局。部分案例治疗过程中稍有曲折，代表了作者成长的过程。

2. 经方中的用药，人参多用生晒参，临床也会因患者经济条件及其他因素而用党参代替；半夏多用生旱半夏，但有时因跨科会诊限制，也会使用法半夏；粳米因药房无专门备药，偶尔因病情紧急，考虑临床使用的方便，按清代医家陈修园用法，用山药代替；芍药多数使用的是白芍或者赤芍，而未经加工的黑皮白芍疗效更佳；葛根是柴葛根，而非粉葛；枳实使用的是枳壳；前胡使用的是毛前胡/北前胡，而非信前胡；炙甘草为炒甘草；饴糖使用的是糯米麦芽糖，而非目前市场常售的玉米麦芽糖。

3. 医案处方中药物剂量依据经典经方体系所用的剂量标准，一两换算为6g。半夏、五味子半升为24g，清酒、苦酒、酸浆水一升为 60mL，麦芽糖一升为 80g。部分案例因病情及现实需要，会使用倍量或者半量、临近整数剂量或者 1.5 倍剂量。少数案例因其他值班医生的处方用药，不一定使用原方原量，但案例有实践及总结的意义，亦详细列出，代表了平时最实际的临床情况。

4. 在急性感染性发热医案中，如合用抗生素时会特别说明，部分案例急诊时往往短期使用过抗生素，入院后均未再使用。文中未提使用抗生素者，均为纯中医治疗。

5. 医案中初诊都会列出详细的基础病机，而续诊变方时虽未再列出该诊的基础病机，但辨证过程仍离不开对当时基础病机的辨识。

6. 病案中患者在住院时都会有比较全面的检验检查，医案中选择摘录部分与病情有关的检验检查结果。

7. 文中津血、津液的含义基本相同，都包含了气血的功能，但使用场景有区别。津血常用于描述人体津液的濡养、温煦、推动等功能；津液常作为一种物质、对象来描述，如灼伤津液、发散津液等。

目　录

第一部分 —— 理论体系

经典经方——理法严谨的理论体系

经典经方理论体系，是许家栋老师（以下简称许师）从仲景经方源流中提炼、总结、实践并不断完善的理论体系。它以其严谨的理法，系统地对仲景伤寒经方体系中津液、胃气、营卫、三焦、精气等生理基础进行了深入阐解，也从以下多个维度对六经病病理及治法进行了缜密的诠释：①它对表证中表束三个层面进行细腻地分析，使表证的内涵更加丰富；②细分了阳明的清热四法，使火证治法得以条分缕析，对治热病的理法更加翔实；③阐述了少阳病的四大病机，揭示了半病为半表里、半虚实、半寒热之本质；④阐明了太阴中风的病传规律，提出太阴为杂病之薮；⑤指出了真类厥阴之别，使千古"疑案"得以明朗；⑥对《金匮要略》的四饮理法求本溯源，并进行了深入的诠解，使得学者能看清人体津液输布离合的状态。

一、理法有源，无一字无出处

经典经方重视以经解经，力求无一字无来历，无一字无出处，避免了过多主观思维的介入。它以经典原文对六经理法进行阐解；所用方剂除宋本《伤寒论》(简称《伤寒》，全书同)、《金匮要略》(简称《金匮》，全书同)所载外，还依仲景理法于《千金方》(简称《千金》，全书同)、《外台秘要》等汉唐医籍中挖掘补充；对仲景遗失理法的挖掘也力求有理有据。例如许师对厥阴法前胡方阵和虚劳法建中方阵等方阵的考证，均有非常详备的经典文献证据支持。

二、临床使用不加减的原方原剂量

经方的原方原剂量使用，就是用方时药物和剂量都不加减，在临床中以方机覆盖病机，去调治疾病。当然，经方的原方原剂量应用于临床，意味着更高的学术要求。一方面，除了《伤寒》《金匮》方外，还需要挖掘、还原、掌握更多的经方，以知经方理法之传变，从而能精准应用相应的经方。如芪芍桂酒汤：若往阳明水热病传时，有芪芍竹叶石膏汤等；往虚劳病传，则有黄芪建中汤、《千金》芪芍桂附归芎汤等。另一方面，需以六经辨证、水火气血的思维驾驭经方，摆脱某方治某病的思维定势，而以方机对治病机。以《千金》前胡桂枝汤为例：它以解表散寒化饮、养益津血、益胃清热为主要功效，治疗以厥阴中风为主，津血虚伴有表寒、水饮、里热的病机状态。许多疾病，如头晕、肺炎咳嗽、颈椎病、肢体麻木、皮肤病变等，只要符合以上的病机状态，均可使用此方。这就是一方代表一种理法的体现，并不通过加减来达到目的。

三、以方干、方眼、方势、方效解方机

经典经方是通过方干、方眼、方势、方效来解析经方的方机。方机是分析经方的重要方法，与传统的以"药对""某单味药的药效"来分析经方功效的方法不同。方机里面重视对方干的拆分、对方干功效的整体理解，以及对方势的判断。可以说，一首经方是一个集体，各个方干就是集体中的骨干，集体的功能就是各骨干功能的有机组合，其中的关键骨干决定了这个集体的主要方向（方势）。

如桂枝汤是由桂枝甘草汤、芍药甘草汤和半个生姜甘草汤3个方干组成。桂枝甘草汤用以治疗"发汗过多，其人叉手自冒心，心下悸欲得按者"；病机为发汗过多伤津液，致津液在表不能温煦卫外，胃虚夹水饮上逆；具有"解表祛邪，平冲降逆，补虚温胃，宣通阳气"的功效。而生姜甘草汤为治疗"肺痿咳唾涎沫不止，咽燥而渴"；病机为胃虚津液不能上承，浊水浊气往上冲逆；具有"补益胃气津液，制化水饮"之效。芍药甘草汤能愈津液不足的"两胫拘急"，能濡养里位的津液（营血）。本方的方眼是桂枝甘草汤，其方势以温升宣通为主。

因此，桂枝汤的方效为解表祛邪，调和营卫，温中降逆，解肌缓急。

再如小柴胡汤，它由半个黄芩汤、小半夏汤、生姜甘草汤，加上能苦寒升散解表、燮理三焦的柴胡组成；具有"解表散邪，清解郁火，温胃化饮，推陈致新"的功效；对治少阳病"上焦郁火、中焦胃虚、下焦饮逆、邪气交争于半表里"的病机状态。这就是以方干、方势解方机的过程，在后续的医案中，都是通过这种方法对经方的方机进行分析的。

四、以表里观、津液观、正邪观释病机①

经典经方体系是怎样去认识疾病的病机呢？可以用表里观、津液观、正邪观三观来描述。分析病机，就是要分析人体在表位及里位的气血津液分别处于寒热虚实的哪种状态。而对这些状态的分析，离不开对人体气血在表里敷布有余或者不足情况的分析，以及在气血紊乱病态下对邪气病位（表里）、病性（寒热）的分析。这就是以表里观、津液观、正邪观三观释病机的深刻内涵。

---

① 许师于2018年广东省中医院经典经方学术年会首讲经方三观。

《内经》云"水火者，阴阳之征兆也""阴阳者，血气之男女也"。自然界的阴阳主要体现在水火的不同功能，而人体的阴阳主要表现在气血上。许师常说"人身不过表里，气血不过阴阳"，即认识人体，要分辨人体表里的状态，更准确地说，是气血这两种有偏阴偏阳不同功能的正气，失调后引起的在表位和里位虚实、寒热的变化。津液为一，一分阴阳，可以理解为气和血的功能（其实气血是一体的，只是为了理解津液偏温煦和濡养的不同方面而把它暂时拆开来分析）。气具有温煦、推动、卫外、固摄的功能，血具有濡养、润降、敛藏的功能。气血是人体正气的具体代表，也可以说是人体真阳、胃气、津液等人体有用物质的总呈现。

以单纯病机来举例说明。在疾病状态下，气的功能低下了，这可能是真阳虚了，也可能是胃气虚了，在表出现不能温煦、卫外防御的情况，患者则容易受风寒的侵袭而可能出现恶风恶寒、肢节疼痛的表现。这是正气虚，津液胃气等在表敷布、温煦不足，引起外邪侵袭的具体表现。在对这个病理状态的分析过程中，既有对正气（津液）在表敷布情况的分析（表里观、津液观、正邪观），又有对邪气在表的分析（正邪观），这便是三观释病机的具体体现。同理，如果气不能温煦、固摄里位（表里观），会出现里寒证（正邪观），可能出现脘腹冷痛、大便溏泻。而气的太过（或因表邪入里化热或津液不足生热），化为火热，则会灼伤津液。这种火热也会有表里之分，引起的正气受损（如胃津亏虚，或者胃气亦受累），也会影响津液（气血）在表里的敷布失和。

血的功能方面，血虚不能濡养，会出现口干舌燥、皮肤甲错、面色萎黄等表现；女性月经会出现变化，如月经量少或者经血有块，或者小腹冷痛。而血聚成实，便可成为血瘀；津血凝滞，也可成为水饮，转化为邪气。正与邪既有相对的关系，又有非常紧密的联系。

有人问，为何不强调虚实观、寒热观？这是因为，对虚实观、寒热观的分析已经充分统领在津液观之中，"精气夺则虚，邪气盛则实"，津液在输布离合的过程中，出现了不足或者有余，可引起寒热的变化，有余的津液甚至成了邪气，形成有正虚也有邪气，甚至有寒也有热的状态，这时就形成了当下正邪观中的邪正关系。以津液观的高度来分析寒热、虚实，更能体现人体整体的状态。因此，以三观释病机，能更好地判断疾病的整体病机状态，分清表里的虚实、寒热，认识人体津液的输布离合、盈亏出入，在表里、津液的整体虚实、寒热中判断正与邪的关系，选择合适的经方对治。

基础病机——细分表里寒热虚实的创举 ①

许师结合经典经方理论体系的特点，对"病机"进行了内涵非常丰富的定义：（六病）病机，指三阴三阳六病的发生、发展和传变的机理与规律。它包括人体对风寒湿燥火等邪气外侵或内生的反应；人体内水证、火证、气证、血证的形成与转归；卫气营血的消长盈亏、输布转化；胃气的强弱、虚实、寒热；三焦的承奉、制化、通利以及形成三阴三阳六病后病势（病位、病性和病态）的体现。而分析病机的重要方法就是基础病机。

一、基础病机的含义

基础病机是经典经方体系分析病机的第一步，也是其理论特色之一。它把人体的病机拆分成最小单元，通过基础病机，能充分地体现出表里、正邪、津液三观之间的联系，使表里更

---

① 许师于 2016 年山东省五莲经典经方年会开始系统讲述。

加清晰，寒热初步分明，虚实更利判断。因此，它是分析六经病机的基础。

（一）表位

表，人体四肢百骸为人之大表；相对腹部，人体胸部以上也属于表的范围。表位的基础病机包括表束，表寒，中风，伤营，伤精。

1. 表束

表束可以理解为人体表位有邪气的困束。这里的邪气，既可以是外邪引起，也可以是里位邪气冲逆表位，引起表位失于安和。人体胸部以上及四肢百骸的所有不适症状均为表束。对于有些表束症状，医者常常会按传统思维习惯直接归入脏腑。如干呕、嗳气，容易理解为胃气上逆；阴痒、皮肤瘙痒等，常被理解为风邪。其他症状诸如皮疹、肢体无力、瘫痪、胸闷气短、咳嗽、鼻塞喷嚏、咽不适、打呼噜、胸口不适、气紧、耳聋等，均属于表束。因为这些症状均可因表邪引起，也可以因里位的失和引起，切不可先入为主，直接落入脏腑，而应分辨引起这些不适的表里病机。具体内容在医案中将有详细的分析。

表束又分三层次，这有助于在临床中判断选方的方向：是以治表为主，还是治里为主、兼顾治表，或者只能治里。

（1）有表证有表邪：既有四肢百骸的不适，又有外感六淫的表现（如感受风寒湿邪等，以恶风寒、鼻流清涕、咳嗽有痰、肢肿等表现）。有表邪，常会有人体对五邪的敏感表现（暑为湿火合邪，不归入最小病机范畴）。

（2）有表证无表邪：即表里同病，但以里病为主，如水逆、气逆、火逆、血虚而血气上逆；治法以治里为主，治表为辅。如苓桂术甘汤证可出现上焦的眩晕、恶心，甚至出现恶寒等，但这些并不是表邪引起的，而是里位的寒饮冲逆到上焦和表位引起，故以治里为主，兼顾表位；葛根芩连汤证可出现"喘和汗出"的表证，是因为里热的冲逆；小建中汤证可见"四肢酸疼、手足烦热"等，是因为里位的津血虚不能濡养所致。以上均为有表证无表邪。

（3）外证：因里证引起的表位症状。外证引起的表位症状，只能治里，而不能治表。如太阴里虚寒引起的外证而见汗出、恶寒、小便数、脚挛急等，治里而不治表，用甘草干姜汤；阳明里热蒸腾引起的外证而见汗出、恶寒等不适，治里而不治表，用白虎加人参汤。《伤寒论》第29条："伤寒，脉浮，自汗出，小便数，心烦，微恶寒，脚挛急，反与桂枝汤，欲攻其表，此误也。"从后述条文出现的变证分析，此为太阴虚寒证，津液在表不能温煦固摄引起自汗出、恶寒、脚挛急，在里不能固摄引起小便数；要用甘草干姜汤以"复其阳"，而不可见表治表用桂枝汤，否则会犯虚虚之戒。

2. 表寒

表寒代表津液亡失在表或津液凝聚在表，即存在废水（凝滞的水饮）停滞在表。临床表现为恶寒怕冷，手足凉（包括自觉和他觉）或自觉人体表位的某部位凉（冷），汗后怕冷、怕风等。表寒一定也是表束。如麻黄汤证就是因外邪导致津液充斥停滞表位而引起恶寒的表现。

3. 中风

中风指表位的津液外泄。因类似风邪的疏泄，引起了津液的丢失，故名中风。临床表现为异常的汗出，如头汗出、手汗出、腋下汗出，或手潮、阴囊潮湿等。津液的丢失会引起表的不能温煦，因此"中风"包含了"表寒"的病机。临床中许多异常汗出的患者无恶寒等表寒症状，多是因为存在里位病机的夹杂，如里热的攻冲等。

4. 伤营

伤营指伤到了营血层面，引起在表的营卫不能交合，营血不能濡养。临床表现为失眠，梦的异常，肢体的麻木。伤营相对于中风津液的耗伤，层面更深，故能覆盖前面的表束、表寒、中风的病机。

5. 伤精

伤精指久病伤及精气的情况，出现虚劳的病机状态。虚劳伤精时，人体会因表里津血的耗损而引起表位津液推动、温煦、卫外、固摄等功能的下降，从而出现表位的诸多不适。因此，伤精亦属表的范畴。从治疗虚劳的处方，如小建中汤、桂枝加龙骨牡蛎汤等可以看出，它们多以桂枝汤为基础方，整体方势是趋表的。

（二）里位

里位分太阴和阳明，并结合寒热、虚实等进行了更细腻的划分。因为在临床中，只判断到太阴病或者阳明病，是无法准确处方的。里位的病机，按照阴阳二分法，将具有偏阴、偏虚、偏寒特性的病机归为太阴，如血证、水证、虚证、寒证等，基础病机包括伤血、血少、里虚、里寒、水饮；将具有偏阳、偏实、偏热特性的病机归为阳明，如火（热）证、燥证、实（热）证，基础病机包括里热、里结、里燥、外热、外结、外燥、水热。这些在后面的六经辨证中有更加详细的描述。

1. 太阴

（1）伤血：指病及血分的疾病，包括血络浮露、出血、月经周期紊乱、经量异常、鼻柱和眶周青筋、目眶暗黑、舌下瘀络等，均在一定程度上反映了伤血病机的存在。

（2）血少：指人体津血虚少不能濡养，表现为下眼睑淡白、面色萎黄、苍白、月经量少、肌肉萎缩等，而下眼睑因结膜微循环的敏感性，寒热虚实的变化往往比舌象来得更加迅速。如外感风寒的患者，往往津液充斥凝滞在表，常常表现为下眼睑红鲜；而火热攻冲于上，也会使津液充斥凝滞在上，下眼睑也多红鲜。而里位津血虚或寒的患者，往往推动、濡养之力不足，表现为下眼睑偏淡或者淡白；表里虚实寒热错杂的患者，下眼睑多表现为里淡白边暗红。

（3）里寒：因津血虚引起不能温煦里位的表现，而见小腹凉、食冷不适或腹泻、小便清长、下利等。临床大多数里寒和胃气虚、胃虚寒引起津血虚寒，水饮不化有关；也有部分可因里热灼伤津血，导致津血濡养润降和温煦的功能都下降而引起。这时应当分清实质的病机（第一层病机和第二层病机），切不可见寒治寒。

（4）里虚：由于疾病的传变引起胃气失于运化而出现偏于"虚"、偏于"阴"的变化。如胃纳差，易腹泻，大便稀，大便次数大于1次，大便见不消化食物，喜趴睡，激动时易大便等，均为里虚。由于胃津或胃气的不足均可引起里虚的病机，故里虚又分为胃津虚、胃气虚、胃虚寒、胃虚热。

（5）水饮：指因疾病的传变或脏腑功能的失调所引起人体水液代谢的异常。典型的水饮，如四饮（痰饮、支饮、悬饮、溢饮），临床表现如小便不利，遗尿，小孩尿床，有痰，肠鸣（多伴便稀），睡觉流涎，夜尿频，反酸，白带稀、量多，涎多，面油腻，头发油腻，下肢袜痕、水气、水肿，疮疡脓头，大便黏液，目下卧蚕等；以及口酸、口淡、口咸、口黏等口味的异常，均可归为水饮的病机。水饮需根据其定位在表在里，再分四饮的归属。详见"虚寒水血的太阴病：水病之四饮阐析"。

2. 阳明

（1）里热：由于疾病的传变，引起胃津失于滋养制化而出现偏于"实"、偏于"阳"的变化。临床可表现为口干，口苦，口渴，饮水多，喜饮冷，易饥消食，食汗，大便灼热，烧心，白带色黄有味，口腔溃疡红肿等；小儿亦可见睡中梦话、蹬被、磨牙。里热又有实热和虚热之分。

（2）里结：人体内水证、火证、气证、血证的形成引起腹气的不和。临床表现如患者自觉腹部胀满不适，医生查体按腹偏满或满痛。里结分为水结、火结、气结、血结以及相互之间的夹杂。其他的如月经血块则为血结，腹部包块、腹部拘急等也为里结。

里结性质的判断，需结合其他四诊信息。若患者腹满，伴口干口苦、大便干结，往往提示火结为主；患者腹满，伴口淡尿频、便溏，往往提示水结为主；患者腹满，伴腹痛、月经血块多，而二便正常、口味无异，多为血结在内；患者腹满，伴胁腹胀闷、情志抑郁，多为气结。临床中，单纯的病机比较少见。常见多种因素同时存在，如水火互结、水血互结等。

（3）里燥：表现为大便干结。可以是阳明热结，也可以是太阴血少不能濡养润降引起，或者综合因素引起。

（4）水热：多表现为小便的灼热，与案例中提到的"水热互结"不同。"水热互结"可理解为阳明里热与太阴水饮病机都存在，例如临床见口苦口干、咯痰黄稠，即可以理解为水热互结。

（5）外热：表现为怕热，手足心热，肛门灼热，皮肤斑疹色红，手温热，皮肤不适症状遇热加重等。

（6）外结：外面凸起皮肤的肿物，如痘、皮疹、色斑、痤疮、痔疮、包块等。

（7）外燥：表现为肌肤甲错，皮疹干燥，头发干燥，口唇干、眼干、鼻干。

为何外热、外燥、外结归为阳明？一方面，是因其属偏阳、偏实、偏热的特性；另一方面，临床中这类病机治法多以辛寒，即辛以散之、寒以清之，如石膏、丹皮、葛根、升麻、连翘或者辛温配苦寒等，总体选方用药多偏于阳明。

在分析基础病机的过程中，通常会"先太阴、后阳明"。通过太阴津血虚少、虚寒的程度，权衡阳明结热虚与实的程度，这在后面篇章会有进一步的说明。

为何没有少阳和厥阴的基础病机划分？因为它们本身不是单纯的病机，而是复合病机，具体见"六经辨证"。

二、基础病机的作用

1. 统症状

它能将四诊收集的各种临床症状转变为中医病机的概念，为下一步的六经辨证提供更加简洁、精要的分析依据。

2. 明表里

按阴阳属性及临床用药的紧密程度划分表、太阴和阳明，区分了表与里的界限，并与经典经方的方阵相对应，指导用方的选择。例如判断疾病为表位津液凝滞为主要病机的表病，需要解表发散为主，那么我们将从经典经方的麻黄方阵选择相关的处方，而无须医者自拟一方。如果疾病是以太阴中风为主要病机，我们可从黄芪方阵选方，其他的如阳明病有辛寒法、苦寒法、咸寒法、酸寒法方阵，少阳病有柴胡方阵，厥阴病有前胡方阵等，这些，都能更好地指导经方的选择应用。

3. 审主次

基础病机统症状、明表里，缩小了分析范围，但每个基础病机都不是独立的个体，它们存在主次、真假、表里侧重不同或者同等重要等不同关系。因此，让繁多的症状转化为相对精简的基础病机，能让医者更好地分析病机内的互相联系，如太阴与阳明之间的牵制和联系，表里之间的联系。例如太阴里虚、水饮和阳明里热、里燥并存时，分辨主次，是治热为主、佐以化饮而主体用寒药（如小柴胡汤等），还是治饮为主、佐以清热而主体用温药（如半夏泻心汤等），均是从基础病机中仔细权衡。这些，在后续的医案中也都有详细的体现。

4. 析六经

分辨六经的归属、合病，如患者以表为所急所苦，而里位未见异常的病机，则为太阳病（太阳中风，太阳伤寒）；若患者以阳明病机为所急所苦，如口干、口苦、口渴，而无太阴病机的表现，则为阳明里热证；若兼表的恶寒汗多，可能是太阳阳明合病或者阳明中风。若患者在表出现恶寒汗出或者伤营的病机，里有太阴里虚或其他太阴基础病机的症见，阳明未见异常，则可能为太阴中风。通过表里基础病机的组合，从而判断疾病的深浅层次，就是六经辨证的具体体现。简而言之，六经辨证其实就是基础病机的不同组合。

很多病机疑难的患者，其基础病机中很多时候会有第一层病机、第二层病机之分，基础病机有助于帮助我们分清主要矛盾和次要矛盾。所谓的第一、二层病机，指患者存在表、太阴、阳明的症状都比较突出，可有多种病机的存在，但最关键的病机（第一层病机）却不容易辨明，因此，临床是治表为主，还是治里为主，治热为主，还是治寒为主，或者兼治，选方往往有比较大的难度。所以，在对病机的分析中，第一层病机的确定是非常关键的，意味着抓住了病机中的主要矛盾。什么是第一层病机？可以分两方面来讨论。

（1）第一层病机可以引起其他病机的产生：以临床症状举例。如一个患者以腹痛为主诉伴腹凉，但整体以口干、口渴、饮凉、怕热、手温、大便干结为主要表现，四诊分析下来，患者因阳明里热灼伤津液，导致了津液不能濡养和温煦，出现腹痛腹凉，所以里热是第一层病机，而不是里寒。选方会偏火证方阵，而不是针对里寒从水证中选方。

（2）第一层病机和其他病机同时存在，且难以分别，需认真识别：如一老年患者，以气促为主诉；症见口干口苦欲饮，大便2～3天一行、质干，同时怕冷，手凉，夜尿2次，下肢稍肿，舌暗苔黄腻，脉滑。针对此患者目前的水火夹杂、寒热夹杂的表现，第一层病机似乎既可以从火证入手，兼顾水证，用桂甘寒石龙牡石脂加硝石滑石人参黄芩汤；也可以从水证入手，兼顾火证，用苓甘五味姜辛夏杏大黄汤。但药后效果肯定不同，甚至大相径庭。因此，针对此类水火兼杂、寒热夹杂、第一层病机难以分辨的情况，从患者的神色形态体悟更多的正气虚和邪气实的程度，理清病机中需第一时间对治的主要矛盾，对选方用药更有帮助，这也是疑难案例辨证的难点之一。这些，在后面的医案中均有比较细致的描述。

条目清晰、病机细腻的六经辨证体系

《伤寒论》六经辨证，严格来说，应该说是六病辨证。自宋代朱肱从经络角度第一次提出六经辨证，六经辨证便成了《伤寒论》体系中辨证方法的代名词。《伤寒论》是基于五脏六腑各自的功能和中药的四气五味而进行的一次辨治体系的提升，是在《神农本草经》《黄帝内经》的理论基础上发展的，其层面基于脏腑经络却又高于脏腑经络。从经典经方认识的角度来看，《伤寒论》立足于人体表里、三焦、气血津液的输布离合，阐明了仲景经方体系中津液、胃气、营卫、三焦、精气五大生理基础，以表里观、津液观、正邪观三观统领经方理法，用方之旨在于使里邪出表、阴病转阳，阴阳自和，病乃自愈。

一、以表为所急所苦的太阳病

以表为所急所苦，而里位相对安和，此为典型的表证，包括太阳伤寒和太阳中风。

1. 太阳伤寒

太阳伤寒是太阳本病。"太阳病，头痛发热，身疼腰痛，骨节疼痛，恶风无汗而喘。"（《伤寒论》）太阳病的实质是感受外邪后，表寒困束，人体津液抗邪而充斥在表位，症见周身疼痛、发热。单纯的太阳病，邪气只在表，并未入里，其病机的实质为表束＋表阳（热）＋表实（津液绝对有余，凝滞在表而充盛——无汗）。临床中结合四诊，用基础病机表达，可有表束、表寒、外热。治以辛温开达，决散表实。太阳病表之正药是麻黄，代表方为麻黄汤。

2. 太阳中风

"太阳中风，阳浮而阴弱。阳浮者，热自发；阴弱者，汗自出。啬啬恶寒，淅淅恶风，翕翕发热，鼻鸣干呕。"（《伤寒论》）它以风邪入中肌腠，风邪疏泄、津液外泄为主，在表是津液涣散的状态，绝不能再用苦泄之麻黄，宜辛温补益之桂枝以解在表之风邪。其病机的实质为表束＋表阳（热）＋表虚（津液绝对不足，凝滞在表而涣散——故表虚汗出）。临床中结合四诊，用基础病机表达，可有表束、表寒、中风、外热。治以发汗解肌，补益津液。代表方为桂枝汤。

除了太阳中风，桂枝汤还可以对治少阳中风（柴胡桂枝汤）、太阴中风（桂枝汤、桂枝加黄芪汤）、少阴中风（桂枝加附子汤）、类厥阴中风（前胡桂枝汤）。它由桂枝甘草汤、芍药甘草汤和半个生姜甘草汤等方干组成，为治表、补中、养津除热方。准确来说，它是一首类厥阴方证的方子。

太阳病还有风寒两感，治以桂枝麻黄各半汤、桂枝二麻黄一汤。

仲景首重表里，表里之辨贯穿病机的始终，辨证在于辨别表里的寒热、虚实。六病皆有中风，但是六病中只有太阳、少阴有伤寒。由此可见，表证可以是六病的共证，处方用药关键在于辨析里位合并的病机。以太阳病为例，表寒兼有里邪，用方可因表里寒热虚实的情况不同而各异，有治太阳阳明合病的麻杏石甘汤，治太阳阳明太阴合病的《小品》漏芦汤、文蛤汤，治太阳太阴合病的小青龙汤（半个苓甘五味姜辛夏汤＋解表邪的麻黄、桂枝），治太阳少阴合病的麻黄附子甘草汤等。中风合并里病，有治太阳阳明太阴合病的桂枝加芍药汤、桂枝加大黄汤、厚朴七物汤等，治太阳太阴合病的桂枝去芍药加茯苓白术汤、桂枝人参汤等。从仲景表里用药的演绎中，也可以看出表里病机传变的端倪。

二、热结燥实的阳明病

阳明病的形成，与人体阳明经腑多血多气、腐熟水谷、传导糟粕的功能特点密不可分，但病位却不仅限于阳明经腑，而是泛指里病之偏于阳者。其病则为阳、为热、为实，以热、结、燥为所急，可伴表位的不适，如阳明中风。阳明病病机的实质为里热＋里燥＋外热。临床中结合四诊，用基础病机表达，可有表束、阳明里热、里结、里燥、外热、外结、外燥、水热（不一定全部出现）。治以辛寒清解。阳明病表之正药是石膏。阳明中风代表方为白虎加人参汤。许师从经典中还原出阳明四法，让阳明病的理法和治法更加清晰。阳明四法，包括苦寒法、辛寒法、酸寒法、咸寒法。

1. 苦寒法

阳明病，因热邪盛于里，邪热灼伤津液，而致津液不足。此时不能发散津液，治法"以寒胜热，苦泄热结"，代表药黄芩、黄连、黄柏、大黄等苦寒药，代表方为泻心汤。

2. 辛寒法

辛能解表，辛以散结，里热兼表热（外热外结）或结在血分之时，常以辛寒来解，代表药石膏、寒水石、葛根、升麻、丹皮、连翘等。这些药既可以清里热，也能解表。如项背强几几，或痉病，用葛根来清解；阳明的大汗出、身恶热（外热），用石膏来清解；肠痈的"时时发热、自汗出、复恶寒"，用丹皮来清解。代表方为白虎汤、石膏散等。辛寒法还有解散燥结之效，如皮肤干燥、大便干燥，均有应用的指征。

3. 酸寒法

《内经》云"酸苦涌泄为阴"，酸寒法是阳明法中的厥阴法，针对阳明病中虚实寒热夹杂的情况，代表方为栀子豉汤系列、枳实栀子豉汤等。淡豆豉性温，味辛、酸、咸、苦，有清热化湿除烦、和中养胃健运、疏散微透表邪、涌泄轻宣郁滞之功效；而栀子苦寒清热，通过栀子和淡豆豉的配伍，形成了酸寒清热、酸苦涌泄的功效。酸寒法常用于阳明火证中伴有表证、虚证、水证。这类患者口干口苦，往往伴有胃纳不佳、大便溏、有痰，甚至伴有轻微的恶寒。

4. 咸寒法

咸能软坚、润下，咸寒的药以攻下散结为主要功效，代表药为芒硝、硝石；当邪结在血分，代表药有䗪虫、水蛭、虻虫等咸寒入血分药物。代表方为调胃承气汤、下瘀血汤等。

【理法再析】

①有关甘寒法，甘能补益，寒能清热。如麦冬甘寒，能对治"心腹结气，伤中，伤饱，胃络脉绝，羸瘦短气"等虚的层面，还有生地、人参、玉竹、百合等都是甘寒药。和酸寒法在清泻里实热的同时兼顾里虚不同，甘寒法是在治里补虚的同时兼有清热功效，故为厥阴法中的阳明法。

②阳明本病是比较单纯的里位热、结、燥的病机，治以苦寒正法。当使用辛寒法时，因辛能解表，除了可能存在外热、

外结、外燥的病机外，还可能伴有表位的不适，如表寒、中风等。如《伤寒论》第 168 条："伤寒，若吐若下后，七八日不解，热结在里，表里俱热，时时恶风，大渴，舌上干燥而烦，欲饮水数升者，白虎加人参汤主之。"第 169 条："伤寒无大热，口燥渴，心烦，背微恶寒者，白虎加人参汤主之。"酸寒法常用于火证中伴有表证、虚证、水证，则基础病机中还可有表束、表寒、太阴里虚、水饮等出现。

③阳明病以其伴随的所急所苦不同，可有不同的病机组合，经方药势也随之变化。以里热兼有他病的阳明病为例，有治太阳阳明合病的厚朴七物汤，治太阴阳明合病的半夏泻心汤、生姜泻心汤、甘草泻心汤等，以及治阳明少阴太阴合病的《千金》温脾汤等。无非是病势决定方势，以经方来全面覆盖整体的病机。

三、半病偏阳的少阳病

少阳病，不可吐、不可下、不可发汗、不可利小便，因既有里虚，又有里热，发汗、下、利小便会"重"伤津液，容易病传"谵语、便难"。它夹杂太阳、阳明、太阴病机，为半虚实、半表里、半寒热的病机状态。相对于厥阴，少阳病为偏于表、偏于阳、偏于实、偏于热者。其病机实质少阳本病为上焦郁火＋中焦胃虚＋下焦饮逆＋邪气交争于半表里（以下焦或／和里位为主），少阳中风为上焦郁火＋中焦胃虚＋下焦饮逆＋邪正交争于半表里（以上焦或／和表位为主）。临床结合四诊，用基础病机表达，可有表束、表寒、中风；太阴有里虚，水饮；阳明有里热，里结等。少阳病表之正药为柴胡，代表方为小柴胡汤。少阳中风代表方为柴胡桂枝汤、小柴胡汤。

　　少阳病是复合病机，由表的基础病机、阳明、太阴的基础病机组合而成，这也是在基础病机中没有少阳和厥阴的原因。这也可以从少阳病代表方的方干中得到印证。

　　伤寒五六日中风，往来寒热——邪气交争于半表里——柴胡解表清热，燮理三焦

　　胸胁苦满、喜呕——太阴水饮上逆——半夏、生姜降逆化饮

　　嘿嘿不欲饮食——太阴里虚，偏胃气虚——生姜甘草汤（姜草参枣）补益胃气津液

　　心烦、口苦、咽干、目眩——阳明里热、上焦郁火——柴胡、黄芩清热

　　小柴胡汤由半个黄芩汤、生姜甘草汤及小半夏汤加柴胡组成，针对的是少阳病"上焦郁火、中焦胃虚、下焦饮逆、邪气交争于半表半里"的四大病机。很多医家知道少阳病为半表里，但容易忽略了寒热、虚实、表里并存的状态，这是不够

全面的。而半表里，并非指邪气处于人体表里之间的中间位置，这一点只要多临床、多思索就会关注到，因为在四诊中很少有什么症状就是指表里之间的位置。其实，半表里是指既有表证、又有里证的情况，但这时也可以是表里合病，而当半虚实、半寒热也同时存在时，这种"既有表证、又有里证"的情况才是比较典型的少阳病的"半表里"状态。正如后面篇章的许多少阳病发热的医案中都会见到，患者有表位的恶寒或者寒战，又有里位阳明的里热口苦或口干、口渴，同时还有里位太阴水饮的痰多、里虚纳差、便溏，这就是分明的表里证俱存的表现。当既有表又有里（太阴、阳明），里位既有胃虚又有实（里热、水饮），既有热也有寒（表寒、水饮），即半表里、半寒热、半虚实这种病机状态时，如果选择麻黄来解表邪，津液会被发散，就会加重里虚和里热，并发生病传。故仲景选用了既能清热，又能疏利三焦，并能解表的柴胡，这就是少阳病有表寒而不能用麻黄的根本原因！同理，"少阳阳明者，发汗利小便已，胃中燥烦实，大便难是也""少阳中风，两耳无所闻，目赤，胸中满而烦者，不可吐下，吐之则悸而惊""少阳不可发汗，发汗则谵语，此属胃。胃和则愈，胃不和，烦而悸"等这些《伤寒论》经典的条文，都提到了少阳病虚实并存、津液耗损则易传变的病机状态。

【"中风"精析】

①中风，是指以上焦和表位为所急所苦

少阳中风，为少阳病出现以上焦及表位的不适为所急所苦。"六病均有中风"，此时的中风特指相对"里病、本病"而言，它出现了上焦和表位为所急所苦的病机状态。如"阳明中风，口苦咽干，腹满微喘，发热恶寒，脉浮而紧。若下之，则腹满小便难也""少阳中风，两耳无所闻，目赤，胸中满而烦者，不可吐下，吐下则悸而惊"，则是在小柴胡汤证的基础上，出现了一派上焦表位的不适，故称中风；如"太阴中风，四肢烦疼，脉阳微阴涩而长者，为欲愈"，则是在太阴病本证理中汤证的基础上，出现了表位的不适；"少阴中风，脉阳微阴浮者，为欲愈""厥阴中风，脉微浮为欲愈，不浮为未愈"，也指里邪出表与否的情况。这些"中风"的情况，既可以理解为新感外邪，也可以理解为里邪出表，治法是一样的。

②无汗为伤寒，有汗为中风，是指在纯太阳病状态下而言

在学习《伤寒论》时，容易以汗出、不汗出作为伤寒、中风的判断标准。其实，只有在纯太阳病的状态下，这个标准才是适合的。因为汗出、不汗出代表津液在表位是凝聚还是涣散的状态，从而决定了是用辛温苦泄的麻黄，还是用辛甘温补益的桂枝，一泄一补，方式截然不同。但是，如果疾病发生了病传，进入了里位，则可出现津液虚的情况（阳明病则

热伤津液、太阴病则津血虚少），表位津液因热邪蒸腾，或虚不固摄，则纵使有表寒，则未必能形成无汗的病机，这时即使有汗，仍需麻黄去发散表之寒邪、饮邪，如"发汗后，不可更行桂枝汤；汗出而喘，无大热者，可与麻黄杏仁甘草石膏汤""风水，恶风，一身悉肿，脉浮不渴，续自汗出，无大热，越婢汤主之"，故纵使在表位有汗，未必不能用麻黄，不见汗出，也未必就是伤寒，需要综合分析表里的病机状态。

四、虚寒水血的太阴病

太阴病的形成，和人体"土"系统功能失调是密切相关的。太阴远远不止手太阴肺经、足太阴脾经联系的肺脏和脾脏，应该是体内主管气血生化、水液代谢、气机斡旋、水谷运化等系列脏腑的统称，正如《素问·六节藏象论》所述："脾、胃、大肠、小肠、三焦、膀胱者，仓廪之本，营之居也，名曰器，能化糟粕，转味而入出者也。其华在唇四白，其充在肌，其味甘，其色黄，此至阴之类，通于土气。"这应该是对太阴功能更完整、详细的描述。太阴以其运化水谷、化生气血、输布水液等特点，病则为阴、为寒、为虚（里病之阴者），其病机的实质为里寒＋里虚＋伤血＋血少＋水饮（淡饮^①）（以里寒虚淡饮为主）。临床结合四诊，用基础病机表达，可有太阴伤血、血少、里虚、里寒、水饮。太阴本病为里虚寒证，方用甘草干姜汤；里虚寒水饮证，方用理中汤或四逆辈。可伴表位的不适，为太阴中风，其表之正药为黄芪。太阴中风用基础病机表达，可有表束、表寒、中风；太阴为伤血、血少、水饮、里虚、里寒（不一定全部出现）。代表方为桂枝汤、桂枝加黄芪汤。太阴外证代表方为甘草干姜汤。

太阴病提纲分析：太阴之为病，腹满（里结，指水结）而吐（水饮上逆），食不下（里虚，指胃气虚、胃虚寒），自利益甚（里虚不能运化），时腹自痛（寒饮攻冲），若下之，必胸下结硬（里寒）。

1. 水病之四饮阐析

太阴病的基础病机"水饮"需进行更细致的分析，因为不同病位水饮的治法是不同的。这需从《金匮要略·痰（淡）饮咳嗽病脉证并治》开始。

---

① 《金匮要略》中的"痰饮"：经考证，"痰"字是宋代才出现的，原文的"痰饮"，应为淡饮；"淡"通"澹"，如同时期东汉的作品《观沧海》："水何澹澹，山岛竦峙。"故本文中用"淡饮"。

"问曰：夫饮有四，何谓也？师曰：有痰（淡）饮，有悬饮，有溢饮，有支饮。问曰：四饮何以为异？师曰：其人素盛今瘦，水走肠间，沥沥有声，谓之淡饮。饮后水流在胁下，咳唾引痛，谓之悬饮。饮水流行，归于四肢，当汗出而不汗出，身体疼重，谓之溢饮。咳逆倚息，短气不得卧，其形如肿，谓之支饮。"由此，我们可知，淡饮源于"其人素盛今瘦"，即胃气先虚，水饮内生，主要位于肠间（下焦）；悬饮则是淡饮产生后，水饮流在胁下，引起咳嗽咯痰、胸胁疼痛的表现；溢饮是淡饮趋表的病传，水饮流行四肢，困束在表不得宣散而出现肢肿、身体疼重或者关节肿痛等症状；支饮具有前面三种水饮的特点，咳逆倚息（类似于悬饮的咳唾引痛）、短气不得卧（类似于淡饮的短气）、其形如肿（类似于溢饮的水饮流行四肢、身体疼重）。而临床中最常见的水饮病机莫过于支饮，许多以头晕、胸闷、心悸、咯痰、肢肿、小便不利为表现的患者，往往正是支饮的病机。以下针对四饮进行更详细的阐述：

（1）病淡饮者，当以温药和之：淡饮的治法有温化法、温渗法等，主药是茯苓。有茯苓配桂枝、茯苓配白术、茯苓配芍药、茯苓配干姜、茯苓配附子等，如苓桂术甘汤、茯苓甘草汤、真武汤、五苓散、肾着汤、附子汤、当归芍药散等。更细腻的描述，可见"泌尿道感染案3（水血同调治疗慢性泌感案）"。

（2）病溢饮者，当发其汗，大青龙汤主之；小青龙汤亦主之：这是《内经》中"伤寒邪气在表者，必渍形以为汗"的具体表现。

中风＋溢饮则为风水，"风水恶风，一身悉肿，脉浮不渴，续自汗出，无大热者，越婢汤主之""风水，脉浮身重，汗出恶风者，防己黄芪汤主之"。针对在表的水饮，麻黄、黄芪均为表药、水药，"实则麻黄，虚则黄芪"。表之津液凝滞、气血偏实的状态，用苦泄之麻黄决散水气；表之津液凝滞、气血偏虚的状态，用甘温补益解表的黄芪推动疏散水气；而虚实之间，有麻黄和黄芪同用的治疗理法，如乌头汤、《千金》三黄汤、深师大豆汤等。这些都是在不同虚实状态时的选方原则。

（3）病悬饮者，十枣汤主之：峻下逐饮，为悬饮的代表治法。

（4）支饮的治法，总体是以降逆为法：如"膈间支饮，其人喘满，心下痞坚，面色黧黑，其脉沉紧，得之数十日，医吐下之不愈，木防己汤主之""心下有支饮，其人苦冒眩，泽泻汤主之""支饮胸满者，厚朴大黄汤主之""支饮不得息，葶苈大枣泻肺汤主之""呕家本渴，渴者为欲解，今反不渴，心下有支饮故也，小半夏汤主之""腹满，口舌干燥，此肠间有水气，己椒苈黄丸主之""卒呕吐，心下痞，膈间有水，眩悸者，小半夏加茯苓汤主之""假令瘦人脐下有悸，吐涎沫而癫眩，此水也，五苓散主之"。总的来说，支饮可由水饮上逆引起，也可因里有水饮、里热互结冲逆于上引起，务要分辨表里寒热之病机，才能让理法方药更趋统一。

2. 太阴中风的三大层面

许师反复强调，太阴为杂病之薮，《金匮要略》一书，基本上是在叙述太阴中风的病传。如太阴中风往阳明病传为消渴、淋、痛脓，还有病传风水、肺胀等。因此，了解太阴中风的三个层面有助于理解疾病的传变。

（1）邪风虚热——桂枝加黄芪汤

太阴病的基础是胃虚，胃虚失运，水饮内生。在这基础上，如果感受外邪，表位的所急所苦就会比较明显。因太阴病是虚病、水病、血病，津血在表的卫外、推动、固摄之力下降，难免会引起表位的水气停滞较正常时明显。此时又因外邪疏泄，表位的津液涣散，故为太阴中风。因正虚邪轻，病邪表浅，此时可出现发热、汗出、四肢烦疼的表现。因其热不像太阳病、阳明病那样邪实壮热，而是体内津血虚伴发热，故称为"邪风虚热"。治以桂枝加黄芪汤。方中生姜甘草汤、桂枝甘草汤、黄芪辛甘温解表温助卫气、芍药甘草汤酸甘化阴养津液。

（2）水饮血痹——黄芪桂枝五物汤

当病机再深一层，太阴里虚水饮、津血虚较前更重，津血的不得敷布、水饮的停滞与风邪的不解更加明显，痹着阻滞于躯体，出现肌体酸痛、麻木不仁甚至身体重着等表现，这一层病机以水饮与津血痹阻为特点，故称为"水饮血痹"。

"问曰：血痹病从何得之？师曰：夫尊荣人，骨弱肌肤盛，重因疲劳汗出，卧不时动摇，加被微风，遂得之。但以脉自微涩，在寸口、关上小紧，宜针引阳气，令脉和，紧去则愈。"治以黄芪桂枝五物汤，方中去偏里、甘滋的炙甘草，并加大生姜用量，明显加强了温中散寒、化饮解表之效。临床中的许多疼痛、麻木性疾病，如颈椎病、腰椎病、糖尿病神经病变、皮肤病等，常多见水饮血痹病机，运用此方能取得比较理想的疗效。

（3）风水黄汗——芪芍桂酒汤

太阴津血的亏虚，外感风邪的疏泄耗散，会加重里位津血的不足，因温煦、推动、固摄功能的下降，表里水饮的停滞会更加明显。同时，邪风激荡津液外泄，不但会表现为汗出、恶寒，甚至水饮停聚于体表不化而出现头面肢体浮肿、身体沉重疼痛，这就是风水。如"风水，其脉自浮，外证骨节疼痛，恶风"。临床上，轻症如目下卧蚕、下肢袜痕、水气等，均已见风水之端倪。

同时，由于邪风的疏泄，里位的津液将不断耗散。津液为一，一分阴阳，阳的津液具有温煦、推动、防御、固摄等功效，阴的津液具有濡养、润降等功效，而津液耗散，阴阳两方面的功能都受影响。当"阳"的方面功能受影响时，则病传虚寒，而趋少阴；当"阴"的方面功能受影响时，则病传虚热，而欲传阳明。此时的"热"并未转实，还是在太阴中风的病机下出现的，为"虚热"，虚热与水湿相搏而成水热，水热熏蒸则汗出色黄或头身黏腻，而成黄汗。

"问曰：黄汗之为病，身体肿，发热汗出而渴，状如风水，汗沾衣，色正黄如药汁，脉自沉，何从得为之？师曰：以汗出入水中浴，水从汗孔入得之，宜芪芍桂酒汤主之。"治以辛温解肌（黄芪、桂枝、芍药），佐以酸苦涌泻（苦酒）。这是偏热的病传。《金匮要略》中也有黄汗治以桂枝加黄芪汤。在这里黄汗偏虚汗解，而不同上述的虚热病机。

【太阴病本质精析】

太阴病的本质是胃虚，从而引起津血虚少（许师谓津虚液少血弱）、水饮内生。人体胃气（泛指人体的运化系统，如脾、胃、大肠、小肠、三焦、膀胱等）具有运化水谷、化生气血、代谢水液等功能，正如《内经》所云："饮入于胃，游溢精气，上输于脾，脾气散精，上归于肺，通调水道，下输膀胱，水精四布，五经并行，合于四时五脏阴阳，揆度以为常也。""食气入胃，散精于肝，淫气于筋。食气入胃，浊气归心，淫精于脉。脉气流经，经气归于肺，肺朝百脉，输精于皮毛……"因此，太阴病则是因人体胃气虚损、气血和水液运化失调而产生的临床症候群，如面色㿠白、精神疲倦、腹胀满、腹痛、便溏、纳差、尿频、痰多等。它一方面反映的是气血津液的虚及因津血绝对的虚少而产生的不能温煦、濡养及顾护；另一方面是因脏腑运化失常而产生痰湿水饮。太阴病是虚实夹杂的病机状态。

五、真阳不足、卫阳虚的少阴病

在基础病机中也并未见到少阴的组合，这是因为少阴病所涉及的病机在表位及太阴基础病机的框架下已能呈现。少阴病的本质是"下焦虚有寒"，少阴病基础是真阳虚，因"营出中焦，卫出下焦"，卫阳源于真阳，在表的卫阳也会偏虚。卫阳是保护我们人体不受风寒侵袭的一种阳气。"六病皆有中风，唯太阳少阴有伤寒"。当卫阳虚产生伤寒的时候，为太阳少阴合病，也叫少阴伤寒，如《伤寒论》302条："少阴病，得之二三日，麻黄附子甘草汤微发汗，以二三日无里证，故微发汗也。"当表位是中风津液外泄的病机状态时，为少阴中风。

少阴病，会表现在表的卫阳虚、里寒以及水饮层面更加突出。而太阴病，"自利不渴者，属太阴，以其脏有寒故也。当温之，宜服四逆辈"。因此，太阴与少阴的病机之间，有很大的重合点和类似点。太阴中风的痹着以血痹（虚）为表现，少阴中风则以痛痹（寒）为表现。

少阴病，一方面有表的层面（表位的阴证），另一方面存在真阳虚的层面。少阴病出现表位的所急所苦，有少阴中风、少阴伤寒之分。少阴病病机的实质，少阴伤寒为表阴证偏于表寒为主，少阴中风为表阴证偏于表虚为主，少阴本病则为表阴证＋里阴证。临床中结合四诊，少阴病用基础病机表达，可有表束、表寒、中风、伤营；太阴为伤血、血少、水饮、里虚、里寒等。其表之正药为桂枝。代表方：少阴中风为桂枝加附子汤，少阴伤寒为麻黄附子甘草汤，少阴里病为四逆汤，三阴合病为通脉四逆汤。而麻黄附子细辛汤，因里有解表散寒化饮的细辛，应为太阳太阴少阴合病。

六、少阳病对面的厥阴病

《伤寒论》厥阴病篇被陆渊雷称为"千古疑案"，历代伤寒注家也认为这篇"问题太多，难以研究"。里面既有上热下寒证、下利证、呕哕证、厥逆证、厥热胜复证，还有干姜黄芩黄连人参汤、白虎汤、四逆汤、白头翁汤、承气汤、乌梅丸等各经的方证，似乎六病方药在此篇均可觅到踪迹。气化学说谓之"两阴交尽，阴尽生阳，具有阴阳转化的特点"，并与少阳互为表里，有阴证转阳、风从火化之从化。因为厥阴篇条文本来就非常少，而它的症状又非常繁杂，很多表现并不像前面五病的症状那样容易推导，所以它成了几千年以来最难解的一篇。下面笔者从经典经方理论角度，以及个人学习研究的体会，谈谈对厥阴病的理解。

1. 厥阴病属半病，与少阳相比较，偏阴、偏里、偏虚

从《伤寒论》的篇章顺序可以看出，厥阴病的病位偏里，病性偏虚，明显在三阳病发展之后。前面我们知道，纯表病为太阳病；里阳病，即里位表现偏火证、燥证的疾病，用阳明病来概括；里阴病，即里位表现偏阴证、水证、血证的疾病，用太阴病来概括。但在临床实践中我们会发现，纯表病、纯里阳病、纯里阴病的患者并不多，更多的是表里、寒热、虚实夹杂的病机。于是，我们通过研究《伤寒论》，将半表里、半虚实、半寒热之偏于阳、偏于实、偏于热者，称为少阳病，此时虽有表里寒热虚实的错杂，但主要病势仍在三阳，以火证为主，治以苦寒清热、升散解表之柴胡剂，临床多见于急性感染性、热性疾病；将半表里、半虚实、半寒热之偏于阴、偏于虚、偏于寒者，称为厥阴病，虽也有表里寒热虚实的错杂，但主要病势却在三阴，以水证为主，整体用方中治水用药的比例会更高，临床多见于各系统的慢性虚损病。也正因为如此，少阳之"偏于阳"与厥阴之"偏于阴"之间，并没有绝对清晰的界限，正如小柴胡汤、柴胡桂枝汤可以是少阳病的方，借其方

机治疗偏阴、偏寒的疾病时，也可以理解为治厥阴病的方。

2. 厥阴病气血津液变化的敏感度更高

从气血津液的生理机制来分析，厥阴病的病机状态是表里虚实寒热并存的状态。它一方面存在太阴的津虚液少血弱，水饮内存，人体的表位也很可能因为津血在表的卫外、推动、固摄之力下降，出现表位的水气停滞、肢体失于温煦的情况；另一方面，阳明的热也存在。虽然临床并不一定能判断是太阴津血虚引起虚热转实而病传阳明热，还是表邪不解之耗伤津液而传阳明，但就当下病机而言，它是寒热并存的状态。不过，相对少阳病病机状态来说，在厥阴病的病机下所表现出来的太阴津血可能更虚少，并更容易引起寒热、虚实的波动，从而更易出现厥热胜复的病机变化。这就好比生活中，一壶开水（类似于津血较充足）和一碗开水（类似于津血较虚）来比较，一碗开水更易、更快出现温度的变化。也有另一种情况，人体内气血津液并不一定很虚少，但因寒、热、水、火的影响，也会出现厥阴病阴阳气不相顺接的病机，如四逆散证之四逆、白虎汤证之脉滑而厥。

3. 厥阴病有真厥阴、类厥阴之分

厥阴病按病情的轻重缓急，可以分为两种，即真厥阴病和类厥阴病。

（1）类厥阴病：这是临床最常见的病机类型。类厥阴病有

"阴阳气不相顺接"的特点，但它并不是真正的阴阳断绝，而是因为寒、热、水、火的阻碍，引起人体的营卫、阴阳、气血不能交合所形成的一组表里、寒热、虚实夹杂的病机。如"伤寒脉滑而厥者，里有热，白虎汤主之"（里热内结，影响气机，气血阴阳不能达表），还有柴胡桂枝干姜汤、生姜泻心汤、外台六物黄芩汤、乌梅丸等方证均有表寒里热、虚实错杂以致"阴阳气不相顺接"而产生厥的病机。从方证对比来看，也能看出类厥阴病的病机在虚实寒热方面比少阳病的病机处于更深的层次。例如，对比少阳的柴胡桂枝汤，类厥阴的柴胡桂枝干姜汤所治病机中的水饮及津液虚寒的程度更重了，因此加了干姜和天花粉；而对比少阳的小柴胡汤，生姜泻心汤所治的病机在胃虚、水饮层面也更明显。因此，其中所含生姜甘草汤为最主要方干以温胃化饮。

临床中结合四诊，类厥阴病分为类厥阴中风、类厥阴本病。类厥阴中风用基础病机表达，可有表束、表寒、中风；太阴有伤血、血少、里虚、水饮、里寒；阳明有里热，里结（不一定全部出现）。厥阴病表之正药为北前胡。代表方：厥阴本病为小前胡汤（偏水证）、生姜泻心汤（偏火证）；厥阴中风为《千金》前胡桂枝汤（偏水证）、乌梅丸（偏火证）。

【理法再析】

类厥阴本病和中风。

　　类厥阴病，是虚实夹杂，表里互兼，寒热互结。类厥阴病分为本病和中风。本病是半表里、半虚实、半寒热并以里为主，也是水火夹杂的病机状态。在这种状态下，本病又分了以水证为主的小前胡汤证和以火证为主（相对而论的，和少阳的火证不同）的生姜泻心汤证。生姜泻心汤不是阳明的方子，也不是太阴的方子，而是类厥阴的方子。小前胡汤，是小柴胡汤易柴胡为前胡，并加五两生姜，含有完整的生姜甘草汤方干，以治水为主；而生姜泻心汤，含有黄芩、黄连，以治火为主。两者都有半表里、半虚实的病机状态。

　　类厥阴中风也分以水证为主和以火证为主。以水证为主，是《千金》前胡桂枝汤证，前胡配半夏化饮除水；以火证为主，是乌梅丸证。在乌梅丸证中，会出现很多火热攻冲的表现，因为乌梅能酸温除火，它与黄连、苦酒、黄柏是清热、顾护津血的配伍；方中虽有干姜、桂枝、当归、蜀椒，但它是在半热半实的"火"的基础上出现的虚寒证。

　　（2）真厥阴病：它是人体阴阳气血的绝对不通和断绝。当疾病不断发展，气血津液等正气不断被耗散，体内的寒饮水湿等邪气也越来越盛，患者出现了四肢厥冷、额冷汗出，或者面红如妆，或者二便自利或自遗，或者神志昏昧，或烦躁等格阳厥逆的症状，这就是真厥阴病，代表方为通脉四逆加猪胆汁汤。

【理法延伸】

少阴病与真厥阴病之间的联系。

其实也是真厥阴病和真阳虚的区别，真阳虚会出现"下焦虚有寒，不能制水，小便白"等里虚寒证候。真厥阴是少阴病进一步发展的结果，可以分三个层次来辅助理解。

①少阴真阳虚，经治后好转。如果里位虚寒，但少阴的表寒存在，此时如果用四逆汤，则不能解表（因为《伤寒论》云攻表宜桂枝汤，救里宜四逆汤），但这种表寒又不是少阴伤寒那样在表津液相对充斥凝滞的状态，这时可以用白通汤（葱白＋干姜附子汤）。葱白辛温解表，并且质润多汁，能顾护人体的津血，还能温中，所以卫阳虚表寒未解，而真阳虚已经显露的时候，可以用白通汤。很多人都认为白通汤是治疗真厥阴病的，从理法来分析，并非如此。当表寒得解，此时"下焦虚有寒，不能制水，小便白"才是用四逆汤来温里。这些病机经四逆汤救治后，既有可能出现里邪出表、卫阳虚的病机，表现为白通汤证；也有可能进一步恢复，变成太阴中风或者类厥阴中风，从而里邪出表、阴证转阳而愈。这是真阳虚经治疗好转的方面。

②少阴真阳虚，经治后不能缓解，病传三阴合病。如果"下焦虚有寒，不能制水，小便白"经用四逆汤得不到纠正，进一步发展，阴寒水饮内盛（合并太阴）而出现下利不止或者

是喘促的情况，这就成了少阴太阴合病；如果患者也出现厥、四肢冷等症，便合并厥阴病，此时为三阴合病，需要用加大附子、倍用干姜的通脉四逆汤破阴回阳。三阴合病就是兼有厥阴的厥、太阴的水饮和少阴的真阳虚的病机状态。

　　③三阴合病继续恶化，病传真厥阴。如果治疗后病情仍得不到控制，并出现面红如妆、汗出如油、四肢清冷、下利清谷，这就是真厥阴病；若再有下利、躁烦、息高等，往往难治。出现这些症状，单纯用热药、阳药，往往会格拒于上，所以仲景在通脉四逆汤的基础上加入咸苦寒的猪胆汁佐制，让阳气下潜，这样或能救十之一二。这些就是三阴病的特点，以及少阴与厥阴之间的关系，有助于我们判断患者的预后。

水火气血四证——用方精准的天平

在经典经方诊疗过程中，第一步是收集四诊信息，然后归类成基础病机，再分析六病病机（即复合病机）。复合病机用于确定治法，但因为每个病下面都有水、火、气、血的不同，选方各不相同，因此还要分析四证，最终才是选方。

一、水证

水证，是以水饮病为代表的临床表现，如小便不利、目下卧蚕、肠鸣、下肢袜痕、咯痰等。以眩晕为例：患者伴见小便不利（或频多、或量少、或小便不畅等）、舌淡胖水润、脉滑缓、大便稀溏、下肢袜痕、卧蚕、纳差等太阴里虚及水饮的证候，而未见太多阳明病的症状，则本病复合病机为太阴病，四证是水证。综合分析，患者是以太阴的水病为主要病机，就是在太阴病的基础上出现了水饮的冲逆或停滞，引起眩晕，需要利小便，用药就用黄芪法配茯苓法、防己法来治水，如防己黄芪汤、防己茯苓汤等。

二、火证

火证，是因邪火炎盛、灼伤津液等所引起的一系列临床表现，如口干口苦口渴、饮水多、大便难解或燥结、怕热、手足心热等。仍以眩晕为例：患者头晕、天旋地转，伴口干口苦口渴、胸闷心悸，甚至大便秘结、小便不利，有痰，舌红苔黄腻，脉滑数有力。本病复合病机可能为少阳阳明合病（因有表里虚实寒热夹杂），四证是以火证为主。综合分析，患者是以阳明的结热为主要病机，伴太阴水饮，热与饮互结，攻冲于上，引起了眩晕、胸闷等不适，可予大柴胡汤。这类证候，在临床也是比较常见的。

三、血证

血证，是因人体出现伤血、津血虚不能濡养、润降等引起的一系列临床表现，如出血、瘀络、下睑淡白、面色萎黄或白、月经失调，甚至肌肤甲错、大便干燥等。还是以眩晕为例：患者眩晕伴面黄，下睑偏淡，手凉，大便偏干，舌淡，脉细或弱，而未见明显阳明热证及太阴水饮症状。本病的复合病机为太阴病，四证是血证。综合分析，患者以太阴的津血虚少为主要病机，在太阴血少的基础上，导致津血不能濡养肌肤、温煦肌表、上供脑窍，引起了眩晕。治疗需养益津血，可选建中类方。

因此，同是太阴病，太阴病的血病，可能是黄芪建中汤证；太阴病的水病，可能是防己黄芪汤证；太阴病的火病，则可能是芪芍桂酒汤证。以详细的临床情况来解释，不同的患者可能存在这样的病机：在表位有津液不能濡养、不能温煦而出现的"恶寒、肌肤甲错、眼睑淡白"，在里可能有"不欲饮食、腹中痛"，这是太阴病。如果患者是血病不能濡养为主要病机，用药就在太阴病的基础上（黄芪法）加养益津血的药物，如饴糖、芍药、生姜、大枣；如果是太阴病虚热转实或轻度火证夹杂，需苦泄法，但太阴病因津虚液少血弱，不能过用阳明法的苦寒，所以可用养血除痹的苦酒、芍药。这就是从基础病机，到六病，到四证，泾渭分明的、有法度的辨析过程。

四、气证

气证，是在其他病机的作用下，引起了气机紊乱的临床证候。正所谓"气不独行"，气病的产生往往是因下焦的浊水、浊气往上冲逆引起，或由表邪困束，引起了里位气机不调，如胸闷、胁胀、嗳气、胃胀、腹胀等，所以气逆常伴有水逆或火逆，或者是血虚而血气上逆。例如《金匮要略·痰饮咳嗽病脉证并治》云:"心胸中有停痰宿水,自吐出水后,心胸间虚,气满不能食,消痰气,令能食,外台茯苓饮主之。"它是在茯苓法行水气的基础上配上枳壳、陈皮去行"气满"的。"荣卫不利,则腹满肠鸣相逐",则是因表不和引起了腹胀满、肠鸣,临床中需要辨清产生气证的其他病机,而不能见气治气。

精细四诊——正确归纳基础病机的前提

四诊是医生通过望、闻、问、切的方法，收集患者整体的信息。从基础病机的构成也可以看出，经典经方对四诊的采集是非常详细的。通过四诊的采集，从而归类为基础病机，进一步来判断人体表里气血津液的虚实寒热。以下逐一分析四诊的采集内容。

一、望诊

观察患者的神、色、形、态、舌象、眼睑色、肌肤甲错、血络、袜痕以及局部病灶的性状。

1. 望神

望神是观察人体生命活动的外在表现，即观察人的精神状态和机能状态，直观地反映了人体气血的虚实。

2. 望色

望色有助于我们判断人体的虚实寒热。《素问·举痛论》云："黄赤为热，白为寒，青黑为痛。"在基础病机层面，如皮肤红肿、面红往往提示阳明外热，面色萎黄、㿠白提示太阴血少，面色黑、目眶暗黑提示太阴伤血等。面部红疹，斑块突出于皮肤表面，提示阳明外结。而形态、舌象的指导与传统的认识并无大异。

3. 望眼睑、肌肤等

在经典经方的望诊中，重视收集下眼睑色、肌肤甲错（重点观察外踝上侧皮肤）、袜痕的情况。下睑处属皮肤黏膜，血液循环的变化远比舌象来得迅速，可以判断人体分布在外周表位气血虚实的情况。下眼睑正常是淡红色。如果下睑偏淡，为气血在表濡养不足，为虚，基础病机为血少；下睑鲜红为气血凝滞有余，有外感引起气血充斥在表和里热攻冲引起气血充斥在表之分，基础病机归于伤血。肌肤甲错代表人体津血在表濡养的情况，基础病机为外燥。袜痕为水气之渐，水气为水肿之渐，代表表位水饮停滞的不同程度，基础病机为水饮（溢饮）。

二、闻诊

通过听声音和嗅气味的变化，推断正气盛衰和判断疾病种类。

1. 听声音

听声音是指诊察患者的声音、语言、呼吸、咳嗽、肠鸣等各种声响，主要根据声音的大小、高低、清浊来区别寒热虚实。

2. 嗅气味

嗅气味指通过嗅闻人体产生的气味或者排泄物的气味来判断脏腑气血的寒热虚实及邪气所在。凡酸腐臭秽者，多属实热证；无臭或略有腥气者，多属虚寒证。

三、切诊

切诊包括切脉和按诊两个部分。在经典经方体系中，按诊包括按腹之满与不满，候胃气的虚实和里位邪气的有无。其中腹软硬适中，为里位胃气调和；腹松软，提示胃虚；腹满（或有压痛），提示里结，如食积、便秘、水结、火结等；腹按薄拘（指腹部组织瘦削单薄拘紧），提示为气血虚在里不能濡养产生的里结，常见于慢性消耗性疾病、营养不良等。

此外，触手之凉温、手心之潮干、下肢水气（如可见明显袜痕）以及按肿等，也是切诊的范畴。

四、问诊

经典经方体系中的问诊主要是以陈修园的"十问歌"为主

采集患者的自觉资料，以辨别患者气血津液表里、虚实、寒热的情况。

《医学实在易·问证诗》：

一问寒热二问汗，三问头身四问便，

五问饮食六问胸，七聋八渴俱当辨，

九问旧病十问因，再兼服药参机变，

妇人尤必问经期，迟速闭崩皆可见，

再添片语告儿科，天花麻疹全占验。

1.问寒热——初步判析阴阳

问患者有无怕冷、怕风，还是怕热，有无发热。

怕冷，怕风，代表着津液亡失在表或者津液聚表，有废水在表，伴津液不能濡养，不能温煦，基础病机为表束、表寒；汗后怕风为中风。怕热，为阳明外热；发热，需参合表里病机来判断发热的性质。

2.问汗——判断津液在表的状态是凝滞还是涣散

出汗多少，还是无汗？全身出汗还是局部出汗？出汗后怕风吗？汗凉吗？吃热的东西出汗吗？晚上睡觉出汗吗？

异常的汗出基础病机为中风，吃温的食物、饮温水就出汗提示阳明里热。

3.问头身——判断津液在表的分布和虚实

有没有头晕头痛？有没有手足发麻发凉？有无手心发

烫？身上肌肉关节有没有疼痛或僵硬？有没有头面、肢体浮肿？

头痛、身疼、头晕、打呼噜、咽喉不适、鼻塞、喷嚏等，基础病机为表束。太阳中风，可见身疼痛；太阴中风，可见四肢烦疼。因此，在上焦和表位的症状为表束，它们需结合整体病机才能定性。自觉手足凉，为表寒；手足麻木不仁，为伤营；手足肿胀、晨僵、流涕、流泪，为太阴水饮（溢饮）；手足心发热，为阳明外热。

4. 问二便——辨津液之去路

大便几天几次，偏干还是偏稀？小便频不频？有无小便灼热？夜尿几次？

大便频数稀溏，基础病机为太阴里虚；大便行迟干燥，为阳明里结、里燥。小便不利（偏多、偏少、不畅），为太阴水饮；小便灼热，为阳明水热；小便清长，为太阴里寒。

5. 问饮食口味——辨津液之来路

胃口好不好？有无口干、口苦？口渴吗？喝水多少？有无口臭、口黏？有无恶心呕吐、嗳气反酸？

食欲强、易饿、口干、口苦、口渴、喝水多、喜冷水，基础病机为阳明里热；食欲差，为太阴里虚；喜饮热水、食凉腹中不适，为太阴里寒；口淡、口黏、反酸为太阴水饮；嗳气、恶心呕吐为表束，因表里证均可出现。

6. 问胸腹——反映上焦津液输布状态和气机

有没有胸部不适、胸闷心慌？有没有烧心？腹部有没有胀痛？肚子发凉怕风吗？有没有肠鸣咕噜？有没有咳嗽咯痰？

胸口不适、胸闷、心慌、咳嗽，属上焦表位的症状，基础病机为表束；咯痰为太阴水饮（淡饮冲逆）；肠鸣为太阴水饮（淡饮）；腹部凉，为太阴里寒；腹胀腹痛，为阳明里结；烧心为阳明里热。

7. 问官窍——知半表里的津液输布和营血状态

看东西清楚吗？听力怎么样？有没有耳鸣耳聋？会经常打喷嚏、流鼻涕吗？

其基础病机大多为表束，要结合里位的病机来判断病因。

8. 问睡眠——反映营卫的交合

睡眠如何？有没有入睡困难，睡眠深还是浅？醒后容易入睡吗？做梦多不多？记忆力如何？踢被子吗？

所有失眠问题，基础病机均为伤营；踢被子，以小孩病理状态时更明显，为阳明里热，引起夜不安寐。

9. 问妇科经带——反映在里位的津血状况

月经周期多少天，提前还是错后？有无痛经？有无血块、颜色如何？白带量多还是少，颜色如何？有无异味？

月经不准时，提前或者错后、经量多，基础病机为太阴伤血；经量少，为太阴血少，可结合整体病机分析是津血虚或者里位水火气血淤堵所致。经色鲜红伴阳明热，为阳明里热；月经血块，为阳明里结（血结）；白带多、清稀水样，为太阴水饮；白带色黄有味，为阳明水热。

第二部分

临床带教

条分缕析解病机

广东省中医院为多所中医药大学的临床教学医院，而院内的中医经典病房是充满经典中医特色的临床带教基地，受到业界的广泛关注，已成为各地参观交流和进修学习经典中医的临床基地。在临床带教过程中，我们通常会对一个案例进行比较完整的病机分析，进而辨证处方，使病机方机环环相扣，同时，加强师生问答，授业解惑，从而起到系统教学的效果。以下是我们在临床教学过程中，对案例病机的逐步剖析，中医经典病房充满经典内涵的教学也由此可见一斑。

案例 陈某，女，80 岁。病案号:6056×××，入院日期:2018 年 12 月 3 日。

主诉:胆囊切除术后 1 月余，下腹部阵发性隐痛 3 周

现病史:患者 1 月余前因右上腹部、双胁肋及侧腹部游走性、阵发性隐痛，伴肩背放射痛、恶心欲吐，至急诊就诊。查腹部 CT 提示:①胆囊结石，胆囊炎;②中下腹部结肠肠系膜肿胀，提示炎症。于 2018 年 10 月 19 日在我院行胆囊切除术，经腹腔镜＋腹腔粘连松解术（含腹膜、网膜）。术后复查腹部 CT:①胆囊术后改变同前。②中下腹部结肠肠系膜肿

胀，提示炎症较前明显；腹部肠管扩张积液，考虑低位小肠不完全梗阻；结肠内亦见积液积气，建议治疗后检查。③子宫及双侧附件术后改变。④前下腹壁切口疝，部分肠管及腹膜组织疝入皮下脂肪层。术后经进一步治疗后，患者病情好转，伤口愈合良好出院。3 周前患者出现下腹部阵发性隐痛，以脐下伤口周围为主；伴胸闷，恶心欲吐，纳呆食少，口干苦，饮水不多，时伴腹泻，眠可。曾于外科就诊，考虑为组织粘连所致。现患者为求进一步中医治疗，收入我科。

诊查：神清，精神疲倦，下腹部阵发性隐痛，以脐下伤口周围为主；伴胸闷，恶心欲吐，气喘，活动后加重，纳呆食少，咽干，偶咳嗽，无痰，口干苦，饮水不多，肠鸣，时怕冷，时怕热，出汗少，平时偶有手脚凉，手麻痹。大便偏烂，易腹泻，夜尿 2～3 次，眠可。舌淡红，苔薄白微腻，左寸关脉浮弦滑，右寸脉浮细。下睑偏淡，边暗红。腹按满，腹部硬结，下腹部可见一长约 12cm 陈旧性手术瘢痕。双下肢轻度浮肿，手温。

既往史：2 型糖尿病 20 余年，规律服药，血糖控制一般；高血压、冠心病病史 10 余年，收缩压最高 180mmHg，规律服药，血压控制尚可。曾因子宫肌瘤行子宫及附件全切除术。

中医诊断：腹痛（类厥阴病）。

西医诊断：①腹痛（术后粘连）；②腹壁切口疝（前下腹壁）；③结肠炎（中下腹部）；④不完全性肠梗阻（低位小

肠）；⑤胆囊切除术后状态（胆囊切除术，经腹腔镜＋腹腔粘
连松解术后）；⑥冠状动脉粥样硬化性心脏病；⑦高血压病3
级（很高危组）；⑧2型糖尿病；⑨手术史（子宫及附件全切
除术）。

基础病机：表束，表寒，伤营；太阴伤血，血少，里虚，
水饮；阳明里热，里结，外热，外结。

基础病机讲解：

（1）辨所急所苦之属表属里：分析病机，首先要了解患者
之所急所苦，以表为主，还是以里为主，或者是表里都存在。
患者以腹痛为主诉，故所急所苦为在里。分析时，可以先分析
里位层面存在的病机，就是太阴和阳明，然后再分析在表的病
机。很多时候，患者的所急所苦往往就是病机病势、选方用药
的指向。但临床是复杂的，也有一些情况，表的问题是里位的
失和引起，里位的不适很可能是表邪困束引起的，就像《金匮
要略》中提到的"营卫不利，则腹满肠鸣相逐"。

（2）注意病机表里之联系：我们对任何一个能问诊的患
者，都会收集齐十问歌里要求收集的信息，要把这形成习惯。
如颈痛的患者，不只是问诊颈部和上焦的不适，下焦二便的通
调与否、月经正常与否，都有助于判断里位的津血状态以及对
表的影响。

（3）细分太阴、阳明病机的不同层面：太阴层面有伤血、
血少、里虚、水饮。"下睑淡边暗红"为伤血，"下睑淡"（血

红蛋白：110g/L）为血少，提示津血虚在表不能濡养。虽然患者血色素基本正常，但下睑是很淡的，说明睑色并不只受血红蛋白多少的影响，也受体内寒热虚实的影响。偏实偏热的下睑多鲜红或暗红，偏寒偏虚的下睑多淡白。"纳呆食少，易腹泻"为里虚，里虚又分为胃气虚、胃津虚、胃虚寒、胃虚热，不是里虚就用茯苓、白术、人参。胃的偏寒、偏热，胃气的不足，胃津的多与少均会引起相应脏腑功能的失调，从而引起里位津液敷布失和的症状。如胃气虚常可伴见纳差、便溏、手凉或怕冷，胃虚寒常会见到下利、小便频、小便色白、腹凉、形寒肢冷等，胃津虚常可伴见大便硬、怕热、手温、口干口渴、胃纳差或者易饥等，胃虚热则还常出现低热、怕热、手足心热等症状。"口淡、肠鸣、大便烂、夜尿、下肢袜痕"为水饮，这就是"见水就是水饮"，还要结合其他病机的状态分析这些水饮的原因。

阳明层面有里热、里结、外热、外结。"口干口苦"为里热，"腹按满，腹部硬结"为里结，里结有水结、火结、气结、血结的区别，要结合四诊的情况才能判断属哪种性质。"怕热、手温"为外热，它可以是里热攻冲到表位产生，也可以是体内津血虚损而产生的虚热。"手术疤痕"为外结。脉浮为在表，弦为饮、为寒，细为津血虚。

（4）细析在表病机的可能成因：患者在表的层面有表束、表寒、伤营；"神倦、胸闷、恶心欲呕、气喘、咳嗽、咽干"

为表束，这些症状都是上焦和四肢百骸的症状，先归为表，它们既可以是表的因素引起，也可以是里位的津液失和引起。不能先入为主，认为气喘、咳嗽就是肺气上逆，因为表不解或者水火气血的失调上逆均可引起这些症状。"时怕冷"为表寒，代表人体在表存在津液不能温煦的情况，它是因为里热灼伤津液所致，还是人体津血的虚少不能温煦所致，或者感受外寒所致，需进一步分析里位的病机。"手麻痹"为伤营，代表荣血在体表不能濡养，也是津血敷布在表位的功能失调的体现。

（5）综合分析疾病的整体病机：综上所述，患者里位是津血虚少不能濡养，伴饮热互结，冲逆于上，表位为表寒不解，津血不能濡养。但这表寒为表束的第二层次，有表证无表邪，是里位的津血虚和水饮冲逆引起表位的失和，从而引起一系列主观感受，这种表寒不能用麻黄来发散。通过上述病机的分析，也可以反过来解释患者所有症状相应的病机原因。例如，表束的胸闷、恶心欲呕、气喘、咳嗽、咽干等，是里位的饮热冲逆所致。

复合病机：类厥阴病。患者病机既有表又有里，既有寒又有热，既有虚又有实，统称为半表里半寒热半虚实，同时整体又是偏于阴的，故为类厥阴病。

四证：水血同病。该患者以里（腹痛）为所急所苦。首先分析里的病机，在里有太阴的津虚血少，失于濡养和推动则见局部气血阻滞，不荣及不通则痛，同时胃气虚不能运化水液及温煦则产生虚寒、水饮；阳明层面以里热攻冲伴上逆为主（咽干、手温、怕热）。在表为表束、表寒、伤营，通过分析可知，在表的表束（神倦、胸闷、恶心欲呕、气喘、咳嗽、咽干）为里位的水热互结、水热攻冲于上所致，表寒与胃气虚不能温煦肌表有关，伤营为津血虚不能濡养所致。

治则治法：养益津血，清利水热，兼解表寒。

处方：奔豚汤（《金匮要略》）。

当归 12g　　川芎 12g　　黄芩 12g　　白芍 12g

生姜 24g　　生半夏 24g　　葛根 30g　　桑白皮 48g

甘草 12g

2 剂

用法：每日 1 剂，加水 900mL，煮取 300mL，分 3 次服。

方解：奔豚汤方中含半个当归散、半个黄芩汤、小半夏汤、半个芍药四物解肌汤方干。当归散养血活血利水，针对水血同病的病机。其中当归、川芎养血活血，濡养里结。《神农本草经》（简称《本经》）记载芍药"除血痹，破坚积，止痛，利小便，益气"，黄芩"逐水，下血闭，恶疮疽蚀，火疡"，为经方中常用的活血除痹、清利水热的要药；半个黄芩汤为酸苦寒、清热养津、治疗阳明里热的阴旦法度；小半夏汤中半夏、生姜和胃化饮，温中解表，降饮逆；方中原是李根白皮，《名医别录》（简称《别录》）记载："主消渴，止心烦、逆奔气。"日常用桑白皮代替，《别录》载桑白皮"去肺中水气，唾血，热渴，水肿，腹满肿胀"，有清泻水热、补虚之功效；葛根濡养津液、清虚热、解表邪，并能"起阴气"，助津液上承。

2018 年 12 月 5 日二诊

诊查：精神一般，诉脐下伤口周围腹部疼痛较前减轻，下腹部硬肿较前松解，时有干咳，活动后气促，怕热，肩背怕冷，偶有手指麻痹，胸闷、嗳气，腹胀，口干口苦，口淡，饮水不多，间断肠鸣。胃纳一般，眠可。大便 1 次、成形，夜尿 2 次，眠可。舌淡红，苔薄白微腻；左寸关脉浮弦滑，右寸脉浮细。手温，下睑淡白，边暗红，腹按满，下肢水气减轻。

守方 3 剂。

2018 年 12 月 8 日三诊

诊查：神清，精神较前改善，诉脐下伤口周围腹部疼痛继续减轻，下腹部硬肿较前松解，活动后气促缓解。少许胸闷，腹胀减轻，后背侧部发冷感，无口干口苦，口淡，饮水不多，偶有肠鸣。胃纳一般，眠可。大便成形，夜尿 3 次。舌淡红，苔薄白微腻，左寸关脉浮弦滑，右寸脉浮细。手温，下睑淡白，边暗红，腹按满，下肢无水气。

辨证分析：下腹部硬肿较前松解，活动后气促缓解，已无口干口苦，提示水热攻冲上逆之势较前减轻；下肢已无水气，提示在表废水停滞的情况已减轻。后背侧部发冷感提示津血虚寒不能温煦表位；口淡、饮水不多、胃纳一般，提示里虚、水饮；夜尿增多为水饮外排之象。

原方可覆盖当下的病机，守方3剂。

2018年12月11日四诊

诊查：神清，精神可，脐下伤口周围腹部疼痛明显减轻，下腹部硬肿较前明显松解，后背发冷感缓解，已无胸闷、活动后气促，胃纳改善，无口干苦，饮水不多。大便成形，日行1～2次，夜尿2次，眠可。舌淡红，苔薄白，左寸关脉细滑，右脉细弦。手稍凉，下睑淡白，腹满减轻，下肢无水气。

辨证分析：下腹部硬肿较前明显松解，提示里结减轻；后背发冷感缓解，提示津血虚寒之象改善；已无胸闷、活动后气促，右寸脉浮缓解，提示水热之势减轻，已无攻冲上焦表位之象；胃纳改善提示太阴里虚改善，胃气健运；仍夜尿2次、手稍凉、下睑淡白，提示火热减轻、标热渐减后，本虚之象呈现，津血虚寒的层面凸显。

治则治法：养血活血，健胃化饮。

处方：当归散改汤（《金匮要略》）。

当归12g　　　川芎12g　　　黄芩12g　　　白芍12g
白术6g　　　清酒60mL

7剂

方解：当归散方中含半个当归芍药散、半个黄芩汤方干。清酒为发酵酒，能养荣血而解表寒。故全方补益津血而能散结，并能兼顾津血虚易生虚热的潜在病机。

患者于12月13日守方带药7剂出院。2019年1月9日电话随访，家属诉腹部硬结已松软许多，偶有少许腹部隐痛，精神好转，胃纳佳。

本案辨治要点：

（1）注意病机分层：患者里位既有太阴层面的津血虚和水饮盛，又有阳明层面的里热里结，哪种病机是引起患者腹痛的主要病机（即第一层病机），决定了是针对水证血证还是火证方向选方。综合四诊的信息，在太阴层面是津血虚少而产生的里虚、水饮，导致津血虚寒不能温煦、推动和濡养，产生了腹痛，并出现在表废水的停滞，这是病机的关键点，也是本病的第一层病机。同时，患者在太阴津血虚少、水饮停滞的基础上产生了阳明的虚热并部分转实，以致水热攻冲，所以要立足于太阴的水证、血证这第一层病机上去清热降逆，解表散寒。

（2）注意方干的选用：《金匮要略·奔豚气病脉证并治》言："奔豚，气上冲胸，腹痛，往来寒热，奔豚汤主之。"分析条文及方干可知，此奔豚产生的原因为太阴津血虚少，水饮上逆，伴有里热攻冲（气上冲胸，腹痛），还有表寒不解（往来寒热）。太阴病为津虚液少血弱，胃气虚则温煦不足，胃虚津液不化而产生水饮。水盛则血亏，水饮产生后就会影响到血的生化和敷布，濡养不及，则易病传阳明，产生阳明里热。水热攻冲上逆表位，伴表上风寒不解，此时若用桂枝解表，则有加重热的攻冲和里位津血虚之虞，故方中选用辛甘温的生姜及辛寒的葛根，温中解表、辛寒解表。

（3）学生问：常言手术后多损伤正气，术后出现腹痛多是虚损，应如何补益？患者腹满里结的情况，与需使用阳明法通降腑气的情况如何区别？

老师答：临床辨证当避免先入为主的思维，应该分析当下存在的具体病机的情况。

①当病机有太阴里虚，津血虚弱、水饮停滞的层面出现水证和血证，就有可能虚热转实，病传阳明，就会出现阳明里结、里热证，此时津血容易不断地被灼伤和耗散。如果单纯温补、补益，可能加重阳明的热结，不利于津血的恢复。

②这个患者的病机关键点在于太阴津血虚弱不能温煦推动，阳明燥结的层面是津血虚传变导致的，而非单纯的阳明里热灼伤津血。在这种情况下，整体偏津血虚，局部虚热转实，过用辛寒法、苦寒法去通降阳明，会加重津血的耗伤。芍药又称"小大黄"，同黄芩功效相似，均能养益津血、利水除结、除血痹，为津血虚伴有结热的情况下经常使用的药物。

第三部分

临证实战

经典经方辨治急性感染性发热

一、肺炎发热案

1. 不惧苦寒愈老龄高热案

郭某，男，72 岁。2018 年 5 月 18 日入院。住院号：6009×。

主诉：咳嗽 1 周，伴发热 5 天。

现病史：患者 1 周前出现咳嗽，痰稀少，痰色偏红。5 天前患者出现咳嗽加重，伴发热，体温最高为 39.3℃，以及恶寒、鼻塞流清涕、头顶胀痛、口干欲饮等症，于家中自服美林、咳特灵等药后汗出发热暂退，但仍反复发热，咳嗽未见好转。昨日下午，患者再次发热，体温 38.4℃，流清涕，无鼻塞，自觉口苦口渴，饮水多，日超 3000mL，遂于我院急诊就诊。查降钙素原 0.12ng/mL；hsCRP（超敏 C- 反应蛋白）114.2mg/L；血常规示 NEUT%（中性粒细胞比例）76.9%，LYM%（淋巴细胞比例）15.9%；胸片示右下肺少许炎症，主动脉硬化。急诊予痰热清注射液清热解毒、罗氏芬抗感染、美林退热后体温有所下降，今晨体温反复，体温 39.0℃，现为求进一步中医药治疗，急诊拟"肺炎"收入我科。

诊查：神清，精神疲倦，咳嗽咳痰，痰少质稀，色偏暗红，流清鼻涕，发热，时恶寒，微微出汗，头顶胀痛，口苦口渴欲饮，饮水多，全身多处皮肤色素脱失，胃纳一般，睡眠尚可，大便1天1次、成形，小便灼热感，无尿频尿急，无夜尿。舌暗红，苔黄厚腻，左脉弦细滑，右脉弦滑。下睑淡，边暗红，腹满，下肢甲错，水气，手温手潮。

既往史：既往有痛风病史10余年，间断发作，目前无发作。2007年因甲状腺肿瘤到我院外科行手术治疗。高血压病史7年，血压最高达160/90mmHg，平时服用马来酸左旋氨氯地平片、氯沙坦钾片口服控制血压。糖尿病病史8年，平时空腹血糖波动在7.0～8.0mmol/L，服用二甲双胍缓释片＋吡格列酮控制血糖，自诉血糖情况控制良好。白癜风病史。

入院后查：尿常规示蛋白质（±）。大便常规未见异常。腹部彩超示肝内高回声团，考虑肝血管瘤可能，建议定期复查；胆囊多发结石声像，胰腺、脾脏未见明显异常。心电图示窦性心动过缓（心率56次/分）。

中医诊断：发热（少阳阳明太阴合病）。

西医诊断：①肺炎（右下肺）；②高血压病2级（很高危组）；③2型糖尿病；④白癜风；⑤手术史（甲状腺肿瘤切除术）。

基础病机：表束，表寒，中风；太阴伤血，血少，里虚轻证，水饮；阳明里热，里结，外燥，外热，水热。

辨证分析：咳嗽咯痰、流清鼻涕、发热、时恶寒、微微出汗、头顶胀痛等上焦及四肢百骸的不适，属表束；恶寒为表寒，有汗为风邪疏泄，为中风。太阴层面，下睑淡、皮肤色素脱失为血少，纳一般，为里虚轻证；清鼻涕、咯痰、下肢水气、脉滑，为水饮。阳明层面，舌暗红、口苦口渴、饮水多提示里热；手温为外热，小便灼热为水热。本病以发热及咳嗽咯痰为所急所苦，通过分析表里之病机，为外感起病。现表位有表寒不解，风邪疏泄，里位有水热互结攻冲，结合舌脉象，考虑为少阳阳明太阴合病。

处方：《千金》百痛壮热方。

淡豆豉 48g　　生石膏 48g　　白芍 24g　　柴胡 24g

知母 24g　　栀子 24g　　黄芩 18g　　升麻 18g

苦杏仁 18g（打碎）　　大青叶 18g

用法：每日 1 剂，加水 900mL 煮取 300mL，分 3 次服。

处方分析：方中柴胡苦寒清热解表；含栀子豉汤酸寒以化饮、补虚、清热、解表；石膏解肌清热、止渴除烦，并辛以解外；白芍、黄芩（半个黄芩汤）养津液、清热；知母清热利水生津；升麻、黄芩、白芍（半个芍药四物解肌汤）以清热解肌；大青叶苦泄实热；杏仁解表化饮。

5月20日：患者入院当晚体温最高为38.8℃。服上方2

剂，现精神可，发热已退，已无恶寒，咳嗽咳痰减轻，痰色变白，流少许清鼻涕，出汗一般，头顶胀痛改善，口苦欲饮，口渴减轻，饮水稍多，胃纳一般，睡眠尚可，昨日大便 4 次、稀烂，小便已无灼热感。舌暗红，苔薄黄腻；左脉弦细滑，右脉弦滑。下睑淡，边暗红，手温手潮，腹满，下肢甲错，水气。

辨证分析：患者表寒及水热明显缓解，现以咳嗽咯痰、便烂及口苦口渴为主，里热较前平复，太阴里虚、水饮表现凸显。

处方:《圣济》芪芍竹叶石膏汤。

| 茵陈 12g | 淡豆豉 12g | 竹叶 6g | 麦冬 6g |
| 生石膏 24g | 黄芪 12g | 白芍 12g | |

用法：加水 900mL，煮取 300mL，分 3 次服。

处方分析：方中淡豆豉温中健运化饮，竹叶、石膏、白芍清热生津补虚，石膏辛能解表，黄芪益气并解在表之水湿，白芍、麦冬养阴，茵陈清热利湿。

5 月 23 日：患者服上方 3 剂后，精神可，偶咳，少痰，痰白偏稀，已无流清鼻涕，无发热恶寒，微微出汗，无头顶胀痛，无口苦，口渴减轻，饮水稍多，胃纳、睡眠可，昨日大便 1 次、成形，小便正常。舌暗红，苔薄黄，脉弦滑。下睑淡，边暗红，手温手潮，腹满，下肢甲错，水气。5 月 22 日复查 hsCRP 21.3mg/L。降钙素原、血常规正常。胸片示右下肺少许炎症较前吸收；主动脉硬化。考虑患者病情基本缓解，予守方带药 7 剂出院。出院后随访无特殊。

按语：选择合适的解表药，是选择麻黄、桂枝、前胡、柴胡，还是选择石膏作为表药，从而在相应的方阵中进一步选择合适的处方，是经典经方体系非常重要的思维方法。本案既然有表寒不解，为何选择柴胡方剂解表？

①三阳均有表寒，里位病机有别。三阳病均会有恶寒，太阳病是以表为所急所苦，里位的病机不突出。如果里位的病机也同样突出，那往往是合病，如太阳阳明合病、太阳太阴合病等。而少阳病，虽有在表之恶寒，但里位太阴之虚及阳明之热已成为主要矛盾，病机存在既有表又有里，既有寒又有热，既有虚又有实的半表里、半寒热、半虚实的状态，如果用麻黄解表发散津液，不但会加重里热，还会加重里虚，故能燮理三焦气机、苦寒并能升散解表的柴胡为最佳选择。

②半表里并非特指中间某个部位。很多人认为，少阳病的半表里是指邪气处于人体表里中间的某个部位，是在"胁下"，因《伤寒论》有云"邪气因入，与正气相搏，结于胁下"，但从临床大量的案例来看，少阳病很多并未有胁下不适的临床表现。其实，结于胁下，也只是因感邪后表里气机不畅，引起偏于表位的胸与里位的腹之间气机不畅的一个表现。从这个案例中也能看出，半表里在临床多呈现为既有表证又有里证的状态，并不一定是指邪气处于表和里中间的某个病位。

半表里这个称谓尤其是针对"同时存在半虚实和半寒热"那样的病机状态而言，否则可能不叫半表里，而叫表里合病。

2. 顽固高热持续难退案

何某，女，46岁。2020年3月2日入院。住院号：6003×。

主诉：发热1周。

现病史：患者于1周前开始出现发热，最高体温达40℃，伴恶寒、头痛、无汗、疲倦乏力等不适，自服美林后体温有所下降，但仍反复高热，遂至我院急诊就诊。查血常规示 WBC（白细胞计数）$4.13×10^9$/L，NEUT%82.6%，LYM%16.0%；hsCRP 57.90mg/L；降钙素原0.34ng/mL；胸部CT提示右肺中叶少许感染灶、双下肺慢性炎症。急诊考虑"肺炎"，予抗感染、补液支持、退热等对症治疗后，患者仍有反复发热，持续在40℃左右。两次新冠病毒核酸检测阴性，现为求进一步诊治，遂由急诊拟"肺炎"收入我科。

诊查：神清，精神疲倦，发热，T 40℃，无恶寒，头痛，以前额痛为主，无汗，四肢乏力酸痛，无力行走，口干口苦口渴，饮水多，口腔及咽喉溃疡，气促，无咳嗽咳痰，纳眠差，大便难解、日1次，小便赤热、量少。舌红，少苔，脉濡滑数。下眼睑淡红，腹满，下肢甲错，四肢温。

既往史：无特殊。

月经史：既往规律，LMP2020-02-04 至今仍淋漓不尽。

辅助检查：入院后查血常规示 WBC 4.85×10⁹/L，NEUT% 75.4%，LYM% 12.0%，Hb（血红蛋白）106g/L。降钙素原 0.42ng/mL。血沉 95mm/h；hsCRP 114.20mg/L。尿常规示尿潜血（+++），尿红细胞计数 91.1/μL。纤溶二项示 D- 二聚体 9.45mg/LFEU，FDP 26.80mg/L。肝功八项示 AST 62U/L，ALB 33.0g/L，TBIL 17.2μmol/L，DBIL 14.0μmol/L。肥达试验及外斐实验均阴性。心电图示窦性心律；电轴右偏。

中医诊断：发热（少阳阳明太阴合病）。

西医诊断：①肺炎；②肝功能异常；③脂肪肝。

基础病机：表束，伤营；太阴伤血，里虚，水饮；阳明里热，里结，外燥，外热，水热。

辨证分析：患者四肢乏力酸痛、头痛、气促属表束，失眠为伤营；太阴层面，月经延长为伤血，纳差为里虚，小便不利、量少为水饮；阳明层面，舌红、少苔、口干口苦口渴、饮水多、口腔及咽部溃疡为里热，腹满为里结，小便赤热、口腔及咽部溃疡为水热；肌肤甲错为外燥；手温为外热。本病以发热、头痛为所急所苦，通过分析表里之病机，为外感起病，现表邪逐渐入里，表有邪气未解，里有阳明结热灼伤津液，伴水热互结，攻冲于上焦及表位，有表里虚实寒热俱存之少阳病病机特点，且为阳明水热突出（第一层病机）的少阳阳明太阴合病。里虚为胃津虚。

处方:《千金》百痛壮热方。

淡豆豉 48g　　生石膏 48g　　赤芍 24g　　柴胡 24g

知母 24g　　　栀子 24g　　　黄芩 18g　　升麻 18g

苦杏仁 18g（打碎）大青叶 18g

用法：每日 2 剂，加水 1000mL，煮取 300mL，分 3
次服。

处方分析：方中以栀子、赤芍、黄芩、知母清泄水热、养
津，升麻、柴胡解表，大青叶苦泄实热、辟秽解毒，石膏清热
解肌生津，淡豆豉健胃解表，杏仁解表化饮。

3 月 5 日：患者入院后日进 2 剂《千金》百痛壮热方，次
日患者四肢乏力酸痛、无力行走明显好转，可下床活动，热势
有所下降，3 天经服 6 剂上方后，患者精神好转，热势回落。
现发热，T 38℃，少许头痛，四肢乏力酸痛基本缓解，无口苦，
口渴饮水多、量约 3000mL，胃纳较前改善，眠可，小便黄，
量少，解水样便。舌暗红，少苔，有裂纹，脉滑。口唇干裂，
口腔及咽部溃疡，四肢温，下肢肌肤甲错，手稍凉。

辨证分析：现口干明显、口唇干裂、舌苔有裂纹应考虑热
病后期，火热伤津，津液耗伤。治以退虚热、益气津为法，予
竹叶石膏汤内服。

淡竹叶 12g　　石膏 100g　　人参 12g　　麦冬 48g

生半夏 24g　　炙甘草 12g　　山药 30g

用法：加水 900mL，煮取 300mL，分 3 次服。

处方分析：方中竹叶、石膏清热生津补虚，人参、炙甘草、山药（代粳米）益气养津液，麦冬养益胃津，生半夏温润降逆。

3 月 6 日：经进 1 剂竹叶石膏汤后，精神可，口渴明显好转，已无发热。偶有少许头痛，咽痒，少许咳嗽，少痰，盗汗，四肢偏凉，纳一般，眠可，大便稀，小便较前增多顺畅。舌暗红，苔薄黄，脉细滑。口唇干裂好转，口腔及咽部溃疡好转，下眼睑淡红，下肢肌肤甲错，手凉。

辨证分析：患者口渴缓解，手由温热转凉，小便较前顺畅，阳明里热、水热之势渐解。现患者咽痒、头痛、手凉，考虑里邪出表，以发散解表、清热养津为则，中药辨证予《千金》桂枝知母加麻黄汤。

桂枝 6g　　　知母 18g　　　黄芩 12g　　　赤芍 12g

甘草 6g　　　麻黄 6g

用法：加水 800mL，煮取 300mL，分 3 次服。

处方分析：桂枝配麻黄辛温发散表寒，量小且不助热伤津；知母、黄芩清热，赤芍合知母养津清热，甘草和胃调中。

3 月 8 日：患者服上方 2 剂后，已无咳嗽咳痰，无咽痒，无头痛，无盗汗，四肢稍凉，无口干口苦，纳眠可，二便尚调。舌暗红，苔薄黄，脉细滑。查体：口腔及咽部溃疡基本缓解。3 月 7 日复查血常规示 WBC 8.37×10⁹/L，NEUT%55.7%，LYM%28.8%，Hb 110g/L；hsCRP 14.9mg/L；降钙素原 0.11ng/mL。胸部 CT（对比 2020 年 2 月 27 日胸部 CT 片）示左肺上叶下舌段、右肺中叶、双肺下叶散在炎症，炎症病灶较前增多，建议复查。

辨证分析：患者已无发热，但四肢凉，考虑热病后期，气津不足。予《千金》桂枝竹皮黄芩汤带药出院。

桂枝 6g　　竹茹 24g　　黄芩 12g　　白芍 12g

甘草 6g　　当归 6g　　川芎 6g

用法：加水 800mL，煮取 300mL，分 3 次服。

处方分析：桂枝辛温，走表透邪；竹茹甘寒清热，生津补虚；黄芩、白芍、甘草以黄芩汤之意清热养阴；小剂量当归、川芎养益津血。

出院后 2 周，患者送来锦旗和表扬信，当时随访患者，均无不适。

按语：如何看待案例中影像学渗出增多的临床情况？

在肺炎的治疗过程中，无论是通过西医抗感染的手段，还是通过纯中医的手段，我们均观察到部分患者病愈后复查影像学检查会出现炎症渗出增多的表现，其中有多方面的原因，这里只对病情向愈但出现炎症渗出增多的情况进行讨论。

一方面，患者初次影像学检查的时间点常在最多渗出灶出现之前，行影像学检查后，患者虽已经在治疗，但在病情完全控制之前，渗出仍在增多，而渗出的吸收有一个过程，这也会导致病情已被治愈，但复查影像学检查会出现炎症渗出增多的表现。另一方面，从中医角度来说，这是否可以理解成"伏邪"外排的过程。人体出现发热，也是正邪交争的一种反应，在这过程中，伴随着药物的治疗，伏藏体内的水湿痰饮，伴随着正邪交争时气血激荡流通，得以外化，从而出现"渗出"的增多。近年来，类似的案例也常见记载，如患者在中药治疗过程中出现痰量的增多，以及胸水、肢体水肿、小便增多等表现，而进一步祛除这些邪气则病情向愈。因此，结合患者整体的情况来分析这些指标，才会有更实际的意义。

3. 濡养清利并调退热案

李某，女，62 岁。2018 年 9 月 18 日入院。住院号：6080×。

主诉：发热 2 天。

现病史：患者 2 天前受凉后出现发热，伴恶寒，咽痛，无咳嗽流涕，脐周隐痛，腹胀，左侧腰痛，无尿频尿急尿痛，时头痛、以两侧为主，少许心慌。遂到我院急诊就诊，测体温最高 39.7℃，完善相关检查，血常规示 NEUT%86.9%，余基本正常；生化、尿常规、CRP 均正常。胸片提示左上肺舌段感染可能。急诊予布洛芬口服，热毒宁静滴，并嘱患者急诊留观。经处理，患者体温暂可回落，但仍发热反复，体温超过39℃。复查血常规示 WBC9.66×10⁹/L，NEUT%87.4%。降钙素原3.98ng/mL，凝血、血气、CRP、病毒抗体等未见明显异常。现为求进一步诊疗，急诊以"肺炎"收入我科。

诊查：神清，精神疲倦，低热，体温37.7℃，无恶寒，头颈部汗多，少许咽痛，口干口苦，无咳嗽流涕，腹胀，时有头痛，心慌，纳可，鼾睡，眠较差，小便黄，夜尿2～3次，大便稍硬。舌淡红，苔黄腻，脉沉滑。下睑暗红，腹满，下肢甲错，手温。

既往史：糖尿病病史10年，每日服用二甲双胍1粒，血糖控制欠佳，自诉空腹血糖波动于6～8mmol/L。

2018年9月17日在我院急诊做全腹CT增强提示：①肝脏形体改变，注意肝硬化，脾大，脾周、胃底周围增多迂曲血管影，提示静脉曲张、脾肾静脉开放；②胆囊、胰腺、双肾、肾上腺、子宫、膀胱CT平扫未见异常；③所见右肺中叶少许慢性炎症、纤维灶。

中医诊断：发热（少阳中风）。

西医诊断：①肺炎可能；②2型糖尿病；③肝硬化。

基础病机：表束，中风，伤营；太阴伤血，水饮；阳明里热，里结，外热，外燥。

辨证分析：患者存在头痛、鼾睡、咽痛、心慌等上焦和表位的不适为表束；头颈部汗出，为风邪疏泄，属中风；睡眠差为营卫交合不利的伤营。太阴层面，下睑暗红为伤血，夜尿频为水饮；阳明层面，口干口苦、小便黄属于里热，大便稍硬、腹胀属于里燥里结，手温为外热，下肢甲错为外燥。本病以发热为所急所苦，通过分析表里之病机，为外感起病，现以表位的风邪疏泄、里位阳明的结热攻冲、灼伤津液和太阴水饮为主，为既有表又有里，既有太阴又有阳明之少阳证，以上焦和表位为所急，为少阳中风。

处方：《婴孺》①寒石柴胡汤。

寒水石 36g　柴胡 24g　栀子 12g　知母 12g

升麻 12g　黄芩 12g　葛根 24g　白芍 12g

甘草 12g　竹叶 24g　苦杏仁 12g

用法：加水 1000mL，煮取 300mL，分 3 次服。

处方分析：方中以柴胡、葛根、升麻解表散邪，芍药四物解肌汤辛寒解表、濡养津液，栀子、知母、黄芩、白芍清热利水，杏仁化饮。诸药配伍，共奏解表散邪、养益津液、清利水

_____

① 《婴孺》，即《幼幼新书·婴孺》。

热之效。

9月19日：患者服上方1剂，昨晚体温最高38.0℃，现无发热，头颈部汗较前减少。仍口干口苦，喜热饮，少许头痛，腹胀，胃纳差，睡眠欠佳，小便黄，大便稍硬。舌暗淡，苔黄腻，脉沉滑。予守方续服。至9月20日发热已退。

9月25日：神清，精神稍疲倦，无发热恶寒，面色正常。手脚仍汗出，口干口苦，喜热饮，无头痛，无腹胀腹痛，睡眠因鼾睡较差，小便黄，大便顺畅，无起夜。舌暗淡，苔薄黄腻，脉沉滑。下睑暗红，腹满，下肢甲错，手温。

辨证分析：患者现已无发热，苔黄腻转薄，无头痛等表位不适，以口干口苦、手脚汗出为主症，里热减轻，表邪已解，考虑少阳中风，予黄芩加半夏生姜汤。

处方：黄芩加半夏生姜汤。

黄芩18g　　　赤芍12g　　　炙甘草12g　　　大枣24g

生姜9g　　　生半夏24g

用法：加水1000mL，煮取300mL，分3次服。

9月27日：患者无发热恶寒，面色正常，手脚汗出明显缓解。少许口干口苦，喜热饮，余无不适，小便黄，大便正常。舌暗淡，苔薄黄腻，脉沉滑。考虑病情缓解，予安排出院。

按语：本案中夜尿频为胃津虚水饮失于制化的表现，宜选择能清热养益津液并能利水的中药，如黄芩、芍药、知母等，而不适合用温渗利水的治法。

如何看待此案病机中阳明里热和太阴水饮之间的关系？

（1）里热与水饮病机独立，互相却有联系。很多初学者在看到患者存在水饮（例如小便频、有痰等）时，难免会想其产生的原因，是因胃虚失运所产生？还是本无胃虚病机，而是因感邪导致里位不和产生？不同的病机，治法往往不一样。在临床中，有一些患者会有纳差、便溏、形寒怕冷等胃气虚的表现，胃气虚和水饮很大可能存在着因果关系，"其人素盛今瘦（胃虚了），水走肠间，沥沥有声（产生水饮了）"，这时，胃气虚伴水饮则以温化水饮为法，如小半夏汤、生姜甘草汤、苓术法、苓姜法等；也有患者以大便硬、口干饮多、怕热等胃津虚的症状为表现，伴水饮，这是因胃津虚引起脾胃运化及制化不利而产生水饮，则以养益胃津兼顾化饮治疗，如竹叶石膏汤中半夏的使用。

（2）里热与水饮病机独立，一时难判彼此联系。在临床中，很多时候并不能从患者身上直接发现里热与水饮的联系。也许患者既往阳热体质，里热耗伤津液，运化不利而产生水饮；也许患者既往便胃气素虚而有饮，但如果从眼下的四诊看，因急性感邪的影响，并不能直接分辨先后的病因，则可以针对目前各自突出的病机而选方对治。如此案中的患者以里热为主，同时伴有水饮，而并无胃虚病机出现，则宜选用具有清热、养益津液并能利水的经方用药，如黄芩、芍药、栀子、知母等均有清热利水功效，部分还能养益津液，这样便能同时对治当下的主要矛盾。另外值得提醒的是，在里热病机突出的情况下伴有水饮，并不适合选用茯苓、白术等性温的淡渗利水药。

4. 少阳生津润燥法退热案

卢某，女，45 岁。2018 年 2 月 16 日入院。住院号：6075×。

主诉：发热咳嗽 5 天。

现病史：患者于 5 天前出现发热恶寒，自测体温 38.5℃；伴咳嗽无痰，咽喉疼痛，口苦口干，大便未解。于 2 月 12 日至社区医院就诊，给予阿奇霉素等治疗后，患者暂无发热，余症状同前，后继续口服阿奇霉素治疗。13 日夜晚，患者再次出现发热，测体温 38.4℃，遂至外院急诊，给予治疗（具体不详）后症状缓解不明显，仍有发热恶寒、咳嗽等不适。昨日夜间患者至我院急诊，查血常规：WBC $3.36×10^9$/L，NEUT $1.99×10^9$/L。胸片：拟右肺中叶少许炎症，建议抗炎治疗后复查。考虑病毒感染，急诊给予奥司他韦抗病毒、美林退热等治疗后，患者发热恶寒、咽喉痛有所好转。现拟"肺炎"收入我科。

诊查：神清，精神疲倦，间断咳嗽，痰少难咳，口苦口干，低热恶寒，无咽喉疼痛，纳眠差，小便可，大便干难解。舌暗红，苔白厚偏干，脉弦细滑。下睑偏淡，边鲜红，腹软，手潮。

既往史：既往体健。

西医诊断：肺炎。

中医诊断：肺热病（少阳中风）。

基础病机：表束，表寒，中风，伤营；太阴伤血，血少轻症，里虚，水饮；阳明里结，里热，里燥。

辨证分析：患者咳嗽、恶寒等上焦和表位的不适，为表束；恶寒为表寒，手潮代表津液在表的外泄，为中风；眠差为伤营。太阴层面，下睑偏淡、边鲜红为伤血及血少轻症，有痰、苔白厚、脉滑为水饮，纳差为里虚；阳明层面，口干口苦、舌暗红、苔偏干为里热，大便干难解为里燥。综合分析，患者在表有风寒不解，在里有水饮、里虚及燥热的夹杂，为半表里半寒热半虚实之少阳中风。

处方：小柴胡去半夏加栝楼根汤。

柴胡 48g　　黄芩 18g　　天花粉 24g　　生姜 18g

红枣 24g　　炙甘草 18g　　生晒参 18g

用法：每日 1 剂，加水 1000mL，煮取 300mL，分 3 次服。

处方分析：方中生姜甘草汤（生晒参、炙甘草、红枣、生姜）补益胃气津液，柴胡清热并能解表、燮理三焦、推陈致新，半个黄芩汤（黄芩、炙甘草、红枣）清热和胃。去半夏改天花粉，其苦寒既可清降阳明里热，又能生津润燥。

2月17日：患者昨日最高为37.8℃，服药后发热渐退，现无发热，无恶寒，间断咳嗽，痰少难咳，口苦口干，纳眠差，小便可，大便已解，稍干。舌暗红，苔白厚偏干，脉弦细滑。考虑表寒已解，现以水饮夹里热攻冲于上，予黄芩加半夏生姜汤。

处方：黄芩加半夏生姜汤。

黄芩 18g　　白芍 12g　　生半夏 24g　　炙甘草 12g

红枣 24g　　生姜 9g

用法：每日 1 剂，加水 900mL，煮取 300mL，分 3 次服。

处方分析：方中含芍药甘草汤濡养津液，小半夏汤降逆化饮，黄芩清热并"主黄疸，肠澼，泄利，逐水"，尤适用于里热伴有水饮而不可渗利者。

2月21日：患者上方服用 2 剂后，咳嗽已不明显。服 4 剂后，现精神可，无咳嗽，背部疼痛不适感，偶胸闷，口干，口微苦，胃纳改善，眠一般，二便可。舌暗红中有裂纹，舌根苔薄白微腻，脉弦细滑。下睑偏淡边红，腹软，手潮。考虑里热已明显减轻，以在表的风邪不解为主，予《千金》桂枝加黄芩汤口服。

处方：《千金》桂枝加黄芩汤。

桂枝 18g　　白芍 18g　　炙甘草 12g　生姜 18g

红枣 24g　　黄芩 18g

服药后，患者背部疼痛逐渐缓解，2 月 23 日复查胸片示右肺中叶炎症较前吸收，予安排出院。

按语：患者由入院时使用阴旦法，到里热缓解后出现背痛等不适改用阳旦法而痊愈，实则是里邪出表的过程。在临床中，有些患者初始以里位为所急所苦，经治疗后里位的不适好转而出现表位的不适，此时应因势利导，引邪出表，方能使邪气得以尽解。

5. 少阴阳明同治愈高龄发热案

谢某，女，89 岁。2018 年 9 月 6 日入院。住院号：0223×。

主诉：发热、咳嗽 3 天。

现病史：患者 3 天前开始出现发热咳嗽，痰少，体温最高达 38.8℃，遂至我院急诊就诊。查胸片示拟左下肺感染，建议治疗后复查；主动脉硬化，主动脉型心脏，请注意心功能；右上纵隔增宽，必要时 CT 检查。血常规示 WBC 7.59×10^9/L，NEUT 5.46×10^9/L，NEUT%72%。生化示 Cr 104μmol/L。急诊诊断为肺炎，予抗感染后，现患者仍有发热，间断咳嗽，为求进一步中医药系统诊治，以"肺炎"收入我科住院治疗。

诊查：神清，精神疲倦，恶寒明显，间有咳嗽咯痰、量少，头痛以太阳穴为主，汗出多，无心慌胸闷胸痛，纳差，口干口苦，喜饮温水，眠差，多噩梦，易醒，醒后汗出，难再入睡，小便频、夜尿4次，大便一日二行、质偏烂。舌淡暗稍干，苔少，左脉沉弦，右脉沉滑。下睑淡，腹满，下肢袜痕，手温。

既往史：发现高血压病史10余年，高血压心脏病病史3年，现服络活喜控制血压，自诉血压控制可；糖尿病病史6年，服达美康缓释片控制血糖，诉血糖控制可。既往曾行左眼白内障手术、人工晶体植入术、右肾结石取石术；10余年前因"甲亢"在中山大学第一附属医院行甲状腺手术；2012年5月发现升结肠恶性肿瘤，在腹腔镜下行右半结肠切除术，术后恢复良好；2018年8月因腹痛至我院就诊，诊断为胰腺炎，经治疗后好转出院。

辅助检查：9月7日查血常规示Hb 107g/L，RBC 3.23×10^{12}/L，NEUT 7.67×10^9/L，NEUT%80.6%，WBC 9.52×10^9/L。hsCRP 41.3mg/L；降钙素原0.094ng/mL。心脏彩超示二尖瓣中度关闭不全；三尖瓣重度关闭不全。腹部彩超示胆囊结石伴慢性胆囊炎。尿常规示白细胞计数297.66/μL。

中医诊断：肺热病（厥阴中风）。

西医诊断：①肺炎；②心脏瓣膜病（二尖瓣中度关闭不

全、三尖瓣重度关闭不全）；③胆囊结石伴慢性胆囊炎；④手术史（升结肠恶性肿瘤切除术、甲亢等手术）；⑤2型糖尿病；⑥高血压病。

基础病机：表束，表寒，中风，伤营；太阴伤血，血少，里虚，水饮；阳明里热，里结，外热。

辨证分析：患者咳嗽咯痰、头痛等上焦和表位的不适属表束；恶寒明显，为表寒；汗出多，为风邪疏泄，属中风；眠差为营卫交合不利的伤营。太阴层面，下睑淡为血少，大便稀为里虚，夜尿频、咯痰、下肢袜痕、左脉沉弦及右脉沉滑为水饮；而患者精神疲倦、恶寒明显、便溏为更深一层的少阴真阳、卫阳不足。阳明层面，舌淡暗稍偏干、口干口苦提示里热及津液不足；手温为外热。本病以发热及咳嗽咯痰为所急所苦，通过分析表里之病机为外感起病，现以津血虚寒在表不能温煦及推动导致表寒不解、风邪疏泄为主，同时伴里位阳明虚热和太阴里虚水饮不能温化，为既有表又有里，既有太阴、少阴又有阳明（半表里半寒热半虚实之偏于阴者）之厥阴中风。

处方：竹叶汤。

竹叶 8g	防风 8g	桔梗 8g	桂枝 8g
熟附子 8g	炙甘草 8g	生晒参 8g	生姜 30g
红枣 30g	柴葛根 24g		

用法：加水 900mL，煮取 300mL，分 3 次服。

处方分析：本方取原方等比例加量。内含桂枝去芍药加附子汤以温少阴，解表邪；含生姜甘草汤以补益胃气津液，制化水饮；竹叶清热养津液；葛根、桔梗辛寒清阳明虚热，并能解表。

9月7日：患者服上方1剂，昨日体温最高38.3℃，今日发热已退。间有咳嗽咳痰，量少，偶头痛，以太阳穴为主，余基本同前，予守方续服。至9月8日，无发热，恶寒已明显缓解，头痛减轻，胃纳好转，无口干口苦，眠仍差，夜尿4次，大便一日一行、质偏烂。舌淡暗，苔少，脉沉滑。予继续守方服用。

9月12日：患者精神可，无咳嗽咳痰，无发热，纳眠尚可，小便尚调，大便成形、质偏软。舌淡暗，苔偏少，脉沉滑。复查血常规、尿常规未见异常。生化Cr97.0μmol/L；CRP未见异常。后予9月14日出院。出院后两周随访，患者均无咳嗽及发热。

按语：同是口干口苦的里热表现，虚热、实热之辨是临床的难点。结合本案，可对其辨别点进行更细腻的分析。

（1）患者口干口苦、发热，如何判断其为虚热？虚热、实热之辨是临床辨证的难点，虽然口干口苦在基础病机中归属阳明，但对虚实的判断仍需结合四诊的情况来分析。而对此病机判断的准确与否，决定了我们是选表寒不解（伴虚热水饮）作为第一层病机，还是选里热攻冲（伴表寒不解）作为第一层病机，用方也会有选择水证方阵和火证方阵的不同。选择的方阵不同，治疗结果也迥异。

患者精神疲倦、恶寒明显、大便稀溏、夜尿频数、脉沉，整体津液状态偏虚偏寒。按胃虚的四个层面，属于胃虚寒不能温煦人体，不能制化水饮。患者虽有口干口苦，但无大便结硬等阳明实热实结的表现，且苦寒、咸寒清热也不利于全身津液虚寒的状态。综合四诊评估，故为虚热。

（2）里热和体内的虚寒水饮两种性质相反的邪气同时存在，矛盾吗？胃气虚失于运化、温煦则水饮内生，影响津液的表里敷布，荣卫不和，风寒更易外客。而体内的津液不和、凝滞，或津血虚损，均易产生虚热，甚至随正气的充盛程度热可由虚转实。津液不足为正气虚，而水饮、里热为邪气盛，均可同时存在，在经方中便存在许多针对此类病机的方子，如三泻心汤、乌梅丸、《千金》温脾汤、阴旦四逆汤、竹叶汤等。竹叶汤来源于《金匮要略》："产后中风，发热，面正赤，喘而头痛，竹叶汤主之。"妇人产后，津液不足，形体虚寒，感寒后出现发热、头痛，并见里热上蒸的面赤、气喘，因其整体虚寒，故仅使用辛甘寒、养津清虚热之葛根、竹叶，而不用芩连，以防过用苦寒而伤胃气津液。

6. 先治里后解表愈高热伴头胸剧痛案

曾某，女，62岁。2018年11月6日入院。住院号：6036×。

主诉：发热伴咳痰3天。

现病史：患者3天前受凉后开始出现发热，最高体温为39.5℃。伴寒战，咳白痰，左颈部至左下胸牵拉痛，改变体位、深呼吸及咳嗽时明显，口干口苦，至社区医院门诊就诊。服中药治疗，患者仍反复发热，11月6日遂至我院急诊。就诊期间，呕痰及胃内容物两次，急诊查血常规示WBC 25.79×10^9/L，NEUT%85%，NEUT 21.92×10^9/L；hsCRP 163.4mg/L；急诊生化示Na$^+$ 135mmol/L，Cl$^-$97.1mmol/L，Glu 13.93mmol/L；心酶、肌钙、酮体等未见明显异常。胸片示左下肺炎症，建议抗炎治疗后复查。心电图示窦性心动过速。急诊予美林退热、拜复乐抗感染、兰索拉唑护胃及补液支持治疗后，患者体温暂有下降。现为求进一步中医治疗，遂由急诊以"肺炎（左下肺）"收入我科。

诊查：神清，精神疲倦，暂无发热。咳大量白痰，左颈部至左胸胁牵拉痛，改变体位、深呼吸及咳嗽时明显，口干口苦，汗出，恶寒，纳眠差，夜尿1次，大便一日一行，小便偏黄、量多。舌暗红，苔白腻微黄；左脉沉弦滑数，右脉浮滑数。下睑暗红，腹满，下肢袜痕，手温。

既往史：既往2型糖尿病史2年，患者平时拒绝服用西药而用中药治疗，血糖控制情况不详。腰椎间盘突出（L4～L5、L5～S1）、颈椎间盘突出（C2～C3、C3～C4、C4～C5、C5～C6、C6～C7局部颈脊髓受压）、高脂血症、胆囊结石等病史多年。

入院后查血常规：WBC 26.12×10⁹/L，NEUT%87.1%，NEUT 22.75×10⁹/L；尿常规：尿白细胞酯酶（++），尿潜血（++），尿蛋白质（+），尿酮体（++），尿胆原（+++），尿胆红素（+），尿白细胞 33.0/μL，尿红细胞 99.0/μL；CRP 225.9mg/L；降钙素原 0.597ng/mL；糖化血红蛋白 6.9%；凝血、BNP、肌钙、心酶等未见明显异常。

中医诊断：肺热病（少阳阳明太阴合病）。

西医诊断：①肺炎（左下肺）；②2 型糖尿病；③腰椎间盘突出（L4～L5、L5～S1）；④颈椎间盘突出（C2～C3、C3～C4、C4～C5、C5～C6、C6～C7，局部颈脊髓受压）；⑤高脂血症；⑥胆囊结石。

基础病机：表束，表寒，中风，伤营；太阴里虚，水饮；阳明里热，里结，外热。

辨证分析：患者咳嗽、咳痰、发热、出汗、恶寒、左颈部至左胸胁牵拉痛等上焦和四肢百骸的不适，属表束；恶寒为表寒；汗出为风邪疏泄，属中风；眠差为伤营。太阴层面，纳差为里虚；咳痰、小便量多、夜尿 1 次、脉滑、下肢袜痕为水饮。阳明层面，口干口苦、舌暗红、苔微黄、脉滑数提示阳明里热；腹满为里结；手温为外热。综上所述，本病以发热及咳嗽咳痰为所急所苦，通过分析表里之病机，为外感起病。现表寒不解，风邪疏泄，在里有水热互结攻冲，为半表里半虚实半寒热之偏于阳者，存在少阳层面，同时阳明及太阴层面病机均突出，为少阳阳明太阴合病。

处方：《千金》百痛壮热方。

淡豆豉 48g　　生石膏 48g　　白芍 24g　　柴胡 24g

知母 24g　　栀子 24g　　黄芩 18g　　升麻 18g

苦杏仁 18g（打碎）　　　　大青叶 18g

用法：每日 1 剂，加水 900mL，煮取 300mL，分 3 次服。

处方分析：方中柴胡、淡豆豉、杏仁解表散寒，所含栀子豉汤酸寒以化饮、补虚、清热、解表，知母、黄芩、白芍、栀子清热利水、养阴解肌，石膏解肌清热，大青叶泄热、辟秽解毒，杏仁解表化饮。

患者入院当晚诉左胁肋部疼痛明显，吸气及咳嗽时尤甚，值班医生夜间予针灸后疼痛缓解不明显，后予曲马多止痛，但 4 小时后患者疼痛反复。

11 月 7 日：依《内经》"上病下治，左病右治"理论，上午予针刺右外关，留针 1 小时，每 10 分钟行针 1 次，后患者左胁肋部疼痛有所缓解。11 月 8 日上午予针刺右阳陵泉，留针

1 小时，每 10 分钟行针 1 次，患者左胁肋部疼痛明显缓解。

11 月 8 日：患者入院当晚最高体温 38.5℃，次日最高 37.5℃，服完上方 2 剂后，现患者精神好转，无发热，今晨体温为 36.7℃。仍恶寒，咳嗽，咯白痰带血丝，左颈后部疼痛，胸胁肋部疼痛已明显缓解，口干口苦减轻，汗仍多，纳眠差，小便偏黄、量多、夜尿 1 次，大便偏烂、一日一行。舌淡暗，苔白腻微黄；左脉沉弦滑，右脉浮滑。下睑暗红，腹满，下肢袜痕，手温。

辨证分析：患者表寒及里热较前明显缓解，现以咳嗽咳痰、恶寒、大便烂及口干口苦为主，予小柴胡汤。

柴胡 48g　　黄芩 18g　　生半夏 24g　　炙甘草 18g

生晒参 18g　生姜 18g　　红枣 24g

用法：加水 1000mL，煮取 300mL，分两次服。

处方分析：方中柴胡解表、疏利三焦；生姜、甘草、生晒参、大枣（生姜甘草汤）补益胃气津液，散寒化饮；生姜、半夏（小半夏汤）温化淡饮；黄芩清阳明里热。

11 月 12 日：患者服小柴胡汤 4 剂后，咳嗽、咳痰明显减轻，仍有口干苦，恶寒，左颈后部仍较疼痛，纳眠一般，小便尚可、夜尿 1 次，大便一日一行。舌暗红，苔薄黄腻，脉弦滑。下眼睑暗红，腹满，下肢袜痕，手稍凉。

辨证分析：患者左颈后疼痛、恶寒、手稍凉，伴口干口苦。现以表为所急，兼阳明里热，予《外台》麻黄泄黄汤发散表寒，兼清热结。

麻黄 18g　　　生石膏 48g　　葛根 30g　　　生姜 36g

茵陈 12g

用法：加水 1000mL，煮取 300mL，分两次服。

处方分析：方中麻黄配石膏发散表邪而不致太过，麻黄配葛根发表解肌、舒筋缓急，茵陈清利水热，生姜温中散寒。

11 月 15 日：患者服上方 3 剂后，左颈后部疼痛基本缓解，无咳嗽咳痰，稍口干口苦，怕冷减经，汗仍较多，纳眠一般，小便调、夜尿 1 次，大便一日一行、质烂，舌淡暗，白腻微黄，脉弦滑。

辅助检查：复查 CRP13.8mg/L；降钙素原、血常规未见明显异常。胸片示左下肺结节（0.9cm），建议胸部 CT 检查。考虑患者炎症指标恢复正常，胸片提示炎症吸收，予《千金》桂枝知母加麻黄汤 7 剂带药出院，继续巩固治疗。

桂枝 6g　　　知母 18g　　　黄芩 12g　　　白芍 12g

麻黄 6g　　　甘草 6g

用法：加水约 800mL，煎至 300mL，分 2 次服，每日 1 剂。

出院后 2 周，患者回院复查胸部 CT 时随访，无特殊。

二、泌尿道感染案

1. 膀胱癌术后反复感染并高热案

董某，男，40 岁。2018 年 1 月 19 日入院。住院号：6066×。

主诉：反复排尿困难 20 年，加重伴发热 5 天。

现病史：患者 20 年前，因外伤导致尿道损伤，开始出现排尿困难。3 年前，排尿困难加重，外院诊断为尿路狭窄。2015 年 11 月，因排尿困难于外院住院，行尿道肿物切除，病理示透明细胞腺癌。曾行 10 余次膀胱灌注治疗。之后多次因发热住院，诊断为泌尿道感染，经抗感染治疗后好转。5 天前，患者出现发热，最高为 41℃，伴尿频、尿急、尿痛，自服退热药及中药八正散后未见明显好转，遂至我院急诊就诊。查血常规示 WBC 23.12×10^9/L，NEUT%83.4%。CRP 166.8mg/L，降钙素原 1.61ng/mL。急诊予抗感染治疗，但仍有反复高热，现拟"泌尿道感染"收入我科。

诊查：神清，精神疲倦，乏力，高热，39.8℃，尿频尿灼热感，腰酸胀，口干口苦，喜冷饮，口淡，纳一般，眠差，大便二日未解，小便频数、夜尿 2～3 次、小便混浊。舌暗红偏干，苔黄腻，脉浮滑数。下睑暗红，腹满，下肢轻度袜痕，手温有汗。

既往史：既往有肺结核、类风湿性关节炎、膀胱造瘘术等病史。

辅助检查：入院后查血常规示 WBC 17.62×10⁹/L，NEUT% 87.4%。CRP 178.6mg/L。尿常规示尿白细胞酯酶（++），尿潜血（++），尿酮体（++），尿胆原（++++），尿白细胞计数 97.02/μL，尿红细胞计数 39.6/μL。

西医诊断：①泌尿道感染；②膀胱恶性肿瘤（术后化疗后）；③尿道恶性肿瘤（术后化疗后）。

中医诊断：淋证（少阳阳明太阴合病）。

基础病机：表束，中风，伤营；太阴伤血，水饮，里虚；阳明里热，里结，外热，水热。

辨证分析：因患者以里位为所急所苦，故首看里位的病机。太阴层面，下睑暗红为伤血；小便频、夜尿多、口淡为水饮；纳差为里虚。阳明层面，口干、口苦、饮冷、舌干为里热；腹满为里结；里热攻冲于外，则见外热手温；小便灼热为水热。在表有腰酸胀，为表束；手温有汗为中风；眠差为营卫失和的伤营。综合分析，患者里位水热攻冲，灼伤津液，并蒸腾津液上注（中风有汗）下迫（小便频急），结合手温、高热、口干口苦饮冷的情况，患者里虚为胃津虚层面。

处方：竹叶石膏汤。

淡竹叶 12g　生石膏 100g　生晒参 12g　麦冬 48g

生半夏 24g　炙甘草 12g　粳米 24g

用法：加水 1000mL，煮取 300mL，分 3 次服。

处方分析：方中石膏辛以除结，寒以清热，可清水热互结，并能解肌；生晒参、炙甘草、麦冬、粳米养益胃气津液；竹叶清热补虚生津；半夏降逆化饮。

入院后予急煎中药，上午开始服药，至 15：00 体温降至 38.7 ℃，至 19：00 体温再次上升至 40.1 ℃。考虑邪热炽盛，热势弛张，予加服 1 剂，次日上午降至 37.5 ℃。予守方续服 2 剂。

1 月 22 日：患者神清，已无发热，乏力明显改善，尿频、尿灼热好转，腰酸胀减轻，口干口苦，不欲饮，口淡缓解，纳好转，眠欠佳，大便 1 次，夜尿 3 次，舌暗红稍干，苔薄白腻，脉浮滑。考虑水热之势已减，予改《千金》石膏散。

处方：石膏 24g，牡蛎 12g，清酒 60mL。

用法：加水 600mL，加清酒 60mL 同煎，煮取 300mL，分 3 次服。

辅助检查：1 月 24 日复查血常规已正常，CRP 46.9mg/L。

1 月 26 日：患者 23 ～ 25 日发热有所反复，低热，约 37.3 ℃，夜尿仍较频，腰酸胀感，稍口干。舌暗红稍干，苔薄白腻，脉滑。考虑水热未清，予改黄芩加半夏生姜汤。

处方：黄芩加牛姜半夏汤。

黄芩 18g　　　赤芍 12g　　　炙甘草 12g　红枣 24g

生姜 9g   生半夏 24g

用法：加水 900mL，煮取 300mL，分 3 次服。

处方分析：方中以黄芩清阳明里热；芍药甘草汤酸甘化阴，养益津液，兼以清热；《本经》谓黄芩、芍药有"逐水、疗火疡""利小便"之效，为火证伴有水饮互结（水热）的经方常用药；大枣补益胃气；合小半夏汤降逆化饮。

辅助检查：1 月 27 日复查血常规未见异常。CRP 91.7mg/L。

1 月 29 日：患者低热已退，无腰部胀感，小便明显好转，1 月 29 日复查血常规正常；CRP 34.9mg/L。予守方安排出院。因其父 COPD（极重度）病史，经常在我院就诊，故得以跟踪其泌尿道感染均无反复。

按语：不同的经方可能有大体相同的功效，但这些功效之中，有各自的方势。如清热、解表、利水、散结、温煦等，往往有强弱的差别，这也是影响能否取得更佳疗效的重要因素。如何精准地选用经方，是经典经方体系中需学习的理法要点。

（1）在表里病机错综复杂的关系中，如何分析出疾病的最主要病机（也叫第一层病机）：经典经方在治疗疾病的过程中，非常重视人体的表里、三焦。而疾病的主诉往往反映病机及选方的方向。正像此患者以里为所急所苦，病机分析时重点关注里位的病机，因为里位的病机引起里位的不适占大多数。因此，我们在分析病机中，常常会把主诉与基础病机结合，以便分析主要的病机。在临床中，往往有如下几种情况。

①主诉的病位所在的病机即为主要病机。患者以上焦、表位为所急所苦，如咳嗽、咯痰、头晕、关节痛等表位的症状为主诉，经分析基础病机后，就是和表位的病机有关系（表束、表寒、中风、伤营），这类往往是表位的风寒不解、津液不荣或不能温煦所致，治疗应以发散表位风寒为主。同理，以里位为所急所苦，经分析基础病机，就是和里位（太阴阳明）的失和有关，治疗应治里为主。就像此案中患者发热、小便不利是里位的不适，经分析是因里位的水热攻冲引起，故治以清解水热为主。

②主诉的病位所在的病机并非主要病机。而另外一种情况，患者同样是以上焦、表位为所急所苦，但经过分析表里的基础病机，发现患者表位的不适主要是由里位的失和引起。如本书中有些案例，咳嗽虽是表位的不适，但却是由里位的水热攻冲引起，故用黄芩加半夏生姜汤。有些头晕是表位的不适，却辨证使用大柴胡汤等，均和里位的失和有关。这就要求我们细分表里的病机，理清哪种是引起主要不适的第一层病机，才能选对治疗的经方。而有些患者，表现为以里位为所急所苦，但经分析，却发现是因表位的病机引起，正如《金匮要略》中所述，"营卫不利，则腹满肠鸣相逐"，虽患者以腹满、肠鸣为主要表现，却是因在表之营卫不利所致，故治当和表之营卫，

里之疾病方能痊愈。笔者在临床诊治腹胀的患者，有些时候治里之气机常取效不佳，因患者某时描述存在表位之不适，改用解表后，腹胀常常明显缓解，也是得益于对主要病机分析之功。

（2）大的功效类同的经方，却在各个细微功效的治疗程度上有差别：经典经方因为使用的是原方原量，故对选方的精准程度要求比较高。不同的经方可能从病机的角度分析其所对治的病机似乎是一样的，但其实不同的方在清热、解表、利水、散结、温煦等方面功效的程度均有差别，这也决定了临床的疗效。如本案中的《千金》石膏散，石膏清热散结，牡蛎清热利水、散结收敛，清酒养益津液。而黄芩加半夏生姜汤也有同样的功效，但黄芩苦寒，芍药酸寒，在清解里之水热的功效方面明显强于《千金》石膏散，这也是后续调方取效的原因。类似这些对经方的功效非常细腻的理解，是经典经方体系中很重要的方面，也是决定是否能精准用方的关键要素。

2. 从水热论治泌感发热案

林某，女，73岁。2018年8月2日入院。住院号：6065×。

主诉：发热恶寒、尿频尿急1天。

现病史：患者昨天受凉后出现发热恶寒伴尿频尿急，稍头晕头痛，周身乏力，双膝关节酸痛，测体温40℃，自行服布洛芬退热，但发热仍反复，遂至我院急诊科就诊。查血常规示 WBC 10.5×10^9/L，NEUT%78.4%；hsCRP 59.1mg/L；尿常规示尿白细胞（+++），尿潜血（++），尿蛋白（±）；盆腔+双肾+双肾上腺 CT 示双肾小结石，左肾轻度萎缩；胆囊多发结石，慢性胆囊炎。急诊诊断为泌尿道感染，予热毒宁注射液静滴、口服布洛芬退热等对症治疗后，今晨体温 38.1℃，仍伴有尿频、尿急、周身乏力、头痛、胸闷心悸等症状，现为求进一步治疗，急诊拟"泌尿道感染"收入我科。

诊查：神清，精神疲倦，发热恶寒，尿频、尿急，无尿痛，无肉眼血尿，稍头痛，无头晕，偶有胸闷心悸，反酸，口干口苦，喜温饮，有汗，双膝关节酸痛，四肢时有皮肤瘙痒，手麻，胃纳一般，睡眠差，易醒，梦多，大便每日 1 ~ 2 次、偏干，夜尿 3 ~ 4 次。舌淡暗，苔白偏干，脉沉滑数。下睑偏淡，目下卧蚕，腹稍满，下肢甲错，水气，手温。

既往史：既往高血压、睡眠障碍病史 30 余年，平素口服安博诺、比索洛尔、氨氯地平，血压控制在（140 ~ 150）/（90 ~ 100）mmHg。平时间断口服阿普唑仑片助睡眠。双膝关节退行性变 10 余年，平素时有双膝关节酸痛。有高脂血症、2 型糖尿病病史，监测血糖波动于 7 ~ 8mmol/L，未服用降糖药物治疗。

辅助检查：尿常规示尿白细胞酯酶（+++），尿潜血

（++），尿蛋白质（+），尿白细胞计数 351.12/μL，尿红细胞计数 54.78/μL；血沉 91.0mm/h。心电图示窦性心动过速。

西医诊断：①泌尿道感染；②高血压 3 级（很高危组）；③ 2 型糖尿病；④膝关节病。

中医诊断：淋病（少阳中风）。

基础病机：表束，表寒，中风，伤营；太阴伤血，血少，里虚，水饮；阳明里热，里结，里燥轻症，外热，外燥。

辨证分析：患者以里位为所急所苦，先看里位的病机。太阴层面，纳一般为里虚，小便频急为水饮，下睑淡为血少；阳明层面，口干口苦为里热，腹稍满为里结。再看表位层面，精神疲倦、胸闷心慌、头痛、双膝酸痛、皮肤瘙痒等四肢百骸的不适为表束，恶寒为表寒，眠差、手麻为伤营。综上所述，患者以发热及小便不利为表现，以里为所急所苦，结合太阴及阳明层面的病机，为淡饮及里热互结、灼伤津液，伴表的风寒不解，存在半表里、半虚实、半寒热的病机，为少阳中风。

处方：《婴孺》寒石柴胡汤。

寒水石 36g　　柴胡 12g　　栀子 12g　　知母 12g

升麻 12g　　黄芩 12g　　葛根 24g　　白芍 12g

甘草 12g　　竹叶 24g　　苦杏仁 12g

用法：加水 900mL，煮取 300mL，分 3 次服。

处方分析：此方实为小柴胡汤之偏阴者。小柴胡汤以生姜

甘草汤、小半夏汤对治里虚中的胃气虚伴水饮上逆。此方则以
芍药四物解肌汤、栀子、知母、竹叶对治里虚中的胃津虚伴水
热攻冲，并加辛寒之寒水石清解结热，共奏解表散邪、清热养
津、清利水热之效。

患者入院当天体温最高为38.5℃，服1剂后体温下降，次
日体温最高为37.5℃。服上方2剂后，发热已退，口干口苦明
显好转，已无尿急尿痛。予守方续服。

8月6日：患者神清，精神好转，无发热，稍口干口苦，
无小便急痛，稍怕冷、怕风，汗多，少许胸闷痛不适，手足
凉，胃纳改善，睡眠差，大便每日1次、量少、成形，夜尿3
次，舌淡暗，苔白偏干，脉沉滑。下睑偏淡，目下卧蚕，腹稍
满，下肢甲错、水气，手凉。

辨证分析：现患者以下焦淡饮及在表的水气停滞为主，伴
阳明里热，以解表发散水气、清泄水热为法。予《千金》桂枝
知母加麻黄汤。

桂枝 6g   知母 18g   黄芩 12g   白芍 12g

甘草 6g   麻黄 6g

处方分析：方中半个麻黄汤（麻黄、桂枝、甘草）发散表
寒及在表的水气；半个黄芩汤（黄芩、白芍、甘草）清热养
津；知母，《本经》谓"主消渴，热中，除邪气，肢体浮肿，
下水，补不足，益气"。其中的"益气"即指能清解邪热，顾

护津液，恢复正气，并非指偏阳属性的"气"。全方可清热利水，并能滋养、顾护津液。

8月7日复查尿常规：尿白细胞酯酶（＋），尿潜血（－），尿白细胞计数12.54/μL。hsCRP 20.6mg/L，ESR 61.0mm/h。血常规正常。守方继续服用。8月10日复查hsCRP：8.5mg/L。至8月14日患者均无发热，炎症指标基本正常，无尿频、尿急、尿痛，病情稳定，予安排出院。

出院后3个月随访，患者泌尿道情况均稳定，偶有胸闷胸痛不适。

3. 水血同调治疗慢性泌感案

潘某，女，82岁。2018年4月24日入院。住院号：6076×。

主诉：反复排尿不适1年余，再发加重5天。

现病史：患者于2016年6月行右股骨颈内固定术，术后住院期间出现排尿不适，小便臭秽，予治疗后较前好转，之后反复出现排尿不适。2016年12月，患者症状加重，在外院就诊时诊断为"泌尿道感染（慢性）"，给予抗感染治疗后症状减轻，但仍有小便异味、排尿不畅感。2017年7月，因泌尿道感染并发感染性休克在外院就诊，给予抗感染等治疗后，症状好转出院。后患者反复出现排尿不适，小便混浊。5天前，患者再次出现排尿不适、小便混浊，伴发热，到我院急诊就诊。尿常规示尿白细胞酯酶（++++），尿潜血（++），尿白细胞（++++），尿红细胞（+）。血常规示 NEUT%91.1%，NEUT6.37×10⁹/L。降钙素原 0.06ng/mL。急诊给予头孢克肟、尿感宁口服，小便较前变清，仍有小便排出困难，5～6 小时排出 1 次。现为求进一步治疗，拟"泌尿道感染"收入院。

诊查：神清，精神疲倦，形体瘦削，长期卧床，反应迟钝，小便排出困难，5～6 小时 1 次，近期反复低热，现暂无发热，右上腹微痛，胸闷心慌，口干饮少，手抖，步行困难，无恶寒，无尿频尿急尿痛，纳眠差，需阿普唑仑助眠，大便软。舌暗红，苔少，双脉弦紧、双尺沉。下睑淡，目眶鳌黑，腹按薄拘，右上腹轻压痛，下肢瘦削，手凉。

既往史：冠心病、高血压病史 10 年，未服药。帕金森病史 8 年余，近期服用多巴丝肼、金刚烷胺、左卡双多巴。诊断为老年性痴呆病史 1 年。2016 年 6 月，因摔倒致右股骨颈骨折行内固定术。

辅助检查：入院后查泌尿系 B 超，考虑双肾结石声像。心脏彩超示主动脉瓣少量反流；二尖瓣少量反流；三尖瓣中量反流；左室舒张功能减退；心排出量减少；少量心包积液。腹部 B 超示胆囊泥沙样结石声像。肝脏、脾脏、胰腺未见明显异常。尿常规示尿白细胞酯酶（+++），尿潜血（+++），尿白细胞计数 287.1/μL，尿红细胞计数 231.0/μL。

中医诊断：淋病（太阴—里寒水饮证）。

西医诊断：①泌尿道感染；②帕金森病；③冠状动脉粥样硬化性心脏病；④高血压3级（很高危组）；⑤老年性痴呆；⑥手术史（右股骨颈内固定术）。

基础病机：表束，表寒，伤营；太阴伤血，血少，里虚，水饮；阳明里结，里热。

辨证分析：患者以里位为所急所苦。太阴层面，纳差为里虚，小便不利、不欲饮为水饮，目眶黧黑为伤血，下睑淡为血少；阳明层面，口干为里热，腹按薄拘为里结。表位层面，精神疲倦、胸闷心慌、手抖等上焦和四肢百骸的不适为表束，手凉为津液在表不能温煦的表寒，眠差为伤营。患者以发热及小便不利为表现，结合太阴及阳明层面的病机，患者形体瘦削、形神俱不足、手凉为津血虚寒，不能运化水饮，伴有轻微的阳明里热及卫阳不足引起的不能温煦及卫外的表寒。

处方：栝楼瞿麦丸。

天花粉 12g　　瞿麦 6g　　　茯苓 18g　　　山药 18g

黑顺片 6g

用法：每日1剂，加水600mL，煮取300mL，分3次服。

处方分析：方中附子味辛性热，《本经》谓"主风寒咳逆邪气，温中，寒湿踒躄"，能温真阳、卫阳，并能温化水饮；茯苓甘平淡渗化饮；瞿麦味苦微寒，《本经》谓"主关格，诸癥结，小便不通，出刺，决痈肿，明目去翳，破胎堕子，下闭血"，故能利小便兼能清热去瘀滞；山药主伤中补虚；天花粉清热生津利水。

5月2日：患者已服上方8剂，在服用6剂后，时有低热的情况已缓解。现小便间隔时间较前缩短，3～4小时1次、量增多，口稍干，手抖动，有汗，胃纳改善，眠较差，大便尚调。舌暗红，苔少，脉弦紧，双尺沉。下睑淡，目眶黧黑，腹按薄拘，右上腹轻压痛，手凉。

辨证分析：患者胃气较前好转，里热较前减轻，小便不利较前改善。手抖，考虑下焦真阳不足，气化不利，同时伴津血虚不能濡养，予真武汤。

处方：真武汤。

黑顺片10g　茯苓18g　　白芍18g　　白术12g

生姜18g

用法：每日1剂，加水900mL，煮取300m，分3次服。

处方分析：附子温阳以助温化水饮；茯苓配白术有健运利水渗湿之效；茯苓配白芍有养益津血、利水之功，使水饮得利而不伤及津液；茯苓配生姜温中化饮，兼散表寒。

5月7日：患者服上方5剂后，小便2～4小时可解1次，口干饮少，多汗、手抖明显改善；纳一般，眠仍较差，大便尚调。舌暗红，舌质较前红润，苔少，脉弦紧，双尺沉。复查尿常规示尿白细胞酯酶（+++），尿潜血（++），尿白细胞计数228.36/μL，尿红细胞计数54.12/μL。血常规正常。患者尿白细胞、尿红细胞较前降低（对于长期卧床的慢性感染患者，尿常规异常往往长期存在），且诸症减轻，予守真武汤7剂，带药出院。

按语：小便不利基础病机为水饮，如何治"水"，需结合表里的病机状态，并非只是"利水"。结合此案，如何立足整体的病机来看待"小便不利"？

此案是以小便不利为主要表现，在经典经方的基础病机中，小便不利属于太阴水饮。"见水是水（饮）"，小便关系到水液的层面，是"水"出现问题，属于四饮中的"淡饮"，它包括小便频急涩痛、小便量少、小便频多、小便清长、夜尿量或者次数多、稍饮水则小便频等异常。虽然见到"水"方面的不适均归为水饮，但在临床中却不能"见水只治水"，有时需要深入分析小便不利所产生的原因。下面从临床常见的情况及治法做个总结。

（1）水饮量的增多：里位淡饮绝对增多引起了小便不利。对于这种情况，《金匮要略》有明确的治则："病痰（淡）饮者，当以温药和之。"淡饮属阴，治以温药，是为正治。在这里，淡饮是水邪绝对的有余（水盛），人体津血不虚。治疗这种淡饮的经方可分为两大类。

①淡饮以水饮为主者，温化为主，温补为辅。如苓桂类方、苓术类方、苓甘类方、苓桂术类方等，常见的经方有五苓散、苓桂术甘汤、防己茯苓汤、苓桂味甘汤、苓桂枣甘汤、《外台》茯苓饮、桂枝去芍药加茯苓白术汤、茯苓甘草汤、茯苓杏仁甘草汤、茯苓泽泻汤、桂枝茯苓丸等。

②淡饮以虚寒为主者，温补为主，温化为辅，以苓姜类方、苓附类方为主，如苓甘五味姜辛汤系列、真武汤、附子汤、茯苓四逆汤、栝楼瞿麦丸、赤丸、肾着汤、《金匮》肾气丸等。从上可知，针对淡饮绝对有余的主药是茯苓。

（2）胃气制化的失常：此处"胃"是人体运化水谷、输布津液等一系列脏腑功能的统称，包括脾、胃、大肠、小肠、三焦、膀胱等相关脏腑的功能，和人体真阳的气化也密切相关。由于仲景的辨证体系立足于人体气血津液的表里三焦、虚实寒热，而不是单纯地以某脏腑或经络来辨证。因此，能更系统而不是孤立地看待人体。当以胃虚为主要病机、水饮病机为辅时，经方的选择也各不相同，因胃虚又分为胃气虚、胃津虚、胃虚热、胃虚寒，无论是胃气还是胃津的不足，都可能引起水液在体内的输布失常而产生水饮，从而出现小便不利。

①胃气虚常伴纳差、便溏、手凉、小便不利等胃气虚弱，不能运化、温煦的表现，临床常用含生姜甘草汤方干的处方，如《外台》茯苓饮、生姜甘草汤、生姜甘草乌梅半夏汤、厚朴

生姜半夏甘草人参汤、橘皮香豉汤、小柴胡汤等。而胃虚寒是胃气虚进一步发展的情况，脏腑虚寒导致了水饮不能制化，如少阴病的"自利而渴、小便色白"为"下焦虚有寒"引起，太阴病的"自利不渴""当温之，宜服理中四逆辈"，太阴外证不能固摄而"小便数""作甘草干姜汤与之，以复其阳"，常见的方干有甘草干姜汤、附子类处方等，常见的经方有理中汤、肾着汤、四逆汤、茯苓四逆汤、附子粳米汤、真武汤、小青龙汤等。

②胃津虚、胃虚热常伴纳差或者纳多易饥、大便硬或稀溏、口渴饮多、手温等胃津不足，中焦失运表现；也可伴见小便的不利。临床常用清热养津除饮的经方配伍，如竹叶石膏汤、《千金》竹叶石膏生姜汤、《千金》竹叶黄芩汤、白虎加人参汤、《千金》竹叶石膏瓜蒌汤、《圣济》石发烦渴葛根汤、《婴孺》寒石柴胡汤、《千金》百痛壮热方等。

（3）水饮夹热（水热）：小便不利中，水热病的病机在临床也是很常见的，多表现为小便不利伴有阳明里热的病机，也可直接表现为小便的灼热。这需要结合患者整体的表里、虚实、寒热的情况而选择相应的经方。常见的用药和配伍有知母法、茵陈法、栀子法以及苦寒法＋茯苓等，常见的经方有深师阴旦竹叶汤、《千金》竹叶石膏瓜蒌汤、深师茯苓竹叶黄芩汤、柴胡加龙骨牡蛎汤、前胡大黄汤、《千金》竹叶黄芩汤、

《普济方》知母四物解肌汤、知母解肌汤、白虎汤、《近效》消渴方、《千金》桂枝知母汤、《千金》百痛壮热方、茵陈蒿汤、栀子豉汤类方、茵陈柴胡汤等。

（4）水盛血虚：胃虚可引起中不制下和津液不化而产生淡饮，又由于各种原因引起胃失运化，导致水谷精微的吸收不足和气血化生的减少，进而引起血虚。把人体比喻成一个容器，当水饮先增多，血就会相应减少变淡，濡养的功能也相应减弱，此时水饮病机状态为水盛血虚。水盛为主，血虚为次，治以利水为主，养血为辅。常见的配伍有茯苓＋芍药、茯苓＋当归（川芎、阿胶、地黄等），常用的经方有当归芍药散、桂枝茯苓汤、真武汤、附子汤、猪苓汤、酸枣仁汤、《金匮》肾气汤、《千金》竹叶黄芩汤等。

（5）血虚水胜：是因人体有用之津血先出现了绝对的虚少，水饮即相对增多并浸淫入血，则血更加减少变淡，引起濡养功能的下降。此时的津血病机状态为血虚水胜，因津血太虚而呈现出水的相对"胜出"，治以养血为主，利水为辅。此种病机状态的利水药多选用能养益津血并能利水而不伤血的药物，如赤小豆（发芽曝干）、牡蛎、芍药等，而不能选用像茯苓、白术这类渗利、易伤津液的药物。常用的经方有赤小豆当归散、《千金》黄芪小豆白蔹牡蛎汤、黄芪建中汤、当归建中汤、《千金》芪芍桂苓小豆牡蛎汤、《千金》芪芍桂瞿小豆汤、栝楼牡蛎散等。对于如何在临床中判断"血虚水胜",可参考内科医案中的"甘温养益、酸寒利水治肝硬化腹水、便血反复住院案"。

4. 步步为营治疗脓毒症案

叶某,女,73 岁。2018 年 8 月 2 日入院。住院号: 6033×。

主诉: 反复尿频尿急尿痛 6 年,加重 6 天。

现病史: 患者 2012 年开始出现尿频尿急尿痛,于我院门诊就诊,泌尿道造影提示右输尿管下段阻塞可能,考虑输尿管结石、肾结石,口服中药后输尿管结石消失。后因反复泌尿道感染于我院门诊及当地社区医院就诊,症状可缓解。2018 年 7 月 26 日,患者开始出现尿频尿急尿痛,程度较前加重,微恶寒,伴右侧腰痛。7 月 31 日于我院外科门诊就诊,查尿常规示白细胞(+++),尿亚硝酸盐阳性,尿白细胞 14755/μL,尿潜血(++),当时给予罗氏芬静滴(3 天)抗感染处理后,症状稍缓解,但尿频尿急尿痛症状仍反复,8 月 2 日于我院急诊就诊。急诊复查血常规,提示白细胞升高,全腹 CT 未见泌尿道结石,现为求进一步系统诊治,由急诊拟"泌尿道感染"收入我科。

诊查: 神清,精神尚可,尿频尿急尿痛,微恶寒,低热,37.5℃,口干,少许咳嗽,痰多质黏,胸闷,头身痛,关节疼痛，四肢乏力，关节变形，左下肢麻痹，纳差，眠一般，大便日1次、偏稀。舌红偏干，苔少，脉弦细。下睑偏淡，目下卧蚕，腹稍满，下肢水气、甲错，手温。

既往史：2010年确诊为高血压病，收缩压最高达170mmHg，现口服降压药控制（具体药物不详）；2014年在我院骨科住院期间诊断为神经根型颈椎病（C5～C6）、颈椎不稳定（C3～C4椎体前移）、骨质疏松（老年性）、高血压病（2级、高危组）、高尿酸血症、高胆固醇血症，现口服降脂药。类风湿性关节炎病史，双侧手部关节变形。既往脑梗死病史，现四肢乏力，记忆力下降。

辅助检查：（2018年8月2日我院急诊）尿常规示尿红细胞计数6.6/μL；尿白细胞计数34.3/μL；尿潜血（＋）；尿白细胞酯酶（＋）。血常规示WBC $16.47×10^9$/L，NEUT $13.62×10^9$/L，NEUT%82.7%；hsCRP 177.9mg/L；降钙素原检测28.39ng/mL。全腹CT示双肾周筋膜稍增厚，注意炎症，请结合临床；盆腔少量积液。胸片示双下肺少许慢性炎症。

西医诊断：①泌尿道感染；②脓毒症；③高血压2级（很高危组）；④类风湿性关节炎；⑤颈椎病；⑥脑梗死后遗症。

中医诊断：淋证病（少阳证）。

基础病机：表束，表寒，伤营；太阴伤血，血少，里虚，水饮；阳明里热，里结，外结，外燥。

　　辨证分析：患者以里位为所急所苦，先看太阴和阳明层面的病机。太阴层面，下睑偏淡为伤血血少，大便烂及纳差为里虚，痰多、下肢水气、小便不利为水饮；阳明层面，腹满为里结，口干、舌红偏干、苔少为里热并灼伤津液，手温为外热，下肢甲错为外燥。再看表位层面，患者咳嗽、胸闷、头身痛、关节疼痛、四肢乏力、关节变形等四肢百骸及上焦不适为表束，微恶寒为表寒，左下肢麻痹、眠一般为伤营。综上所述，患者以里为所急所苦，结合太阴及阳明层面，为里热灼伤津液伴水饮上逆，并表寒不解，里虚为胃津虚。治以辛寒解表，甘寒养津，降逆化饮。

　　处方：竹叶石膏汤。

竹叶 12g　　　生晒参 12g　　　炙甘草 12g　　　生半夏 24g

麦冬 48g　　　山药 24g　　　　生石膏 100g

　　用法：加水 1000mL，煮取 300mL，分 3 次服。

　　处方分析：方中石膏辛以解表除结，寒以清热，并能解肌；生晒参、炙甘草、麦冬、山药（代粳米）补益胃气津液；竹叶清热补虚生津；半夏降逆化饮。

　　患者服上方 1 剂后，尿频尿急尿痛较前缓解，仍微恶寒，热势在 37.3℃，自觉双下肢冷，大便仍稀，余基本同前。予《千金》竹叶石膏生姜汤（即原方加生姜 24g）清热养津，益胃解表。

8月6日：患者服上方3剂后，已无发热，有少许口干，大便颗粒状，肛门灼热感，小便量多，色白清稀，已无尿频尿急尿痛，前额头痛，遇风加重，汗多，腰部酸痛，关节酸痛，痰多色白、质黏难咳，纳差，眠一般，舌红少苔，脉沉滑。下睑偏淡，目下卧蚕，腹稍满，下肢水气、甲错，手稍凉。

辨证分析：患者脉由弦细转沉滑，小便不适好转、量多，提示津液较前恢复。现前额头痛，遇风加重，提示里邪出表，予加服柴胡桂枝汤，与《千金》竹叶石膏生姜汤交替服用，以调和表里。

处方：柴胡桂枝汤。

柴胡 24g	黄芩 9g	桂枝 9g	白芍 9g
生晒参 9g	炙甘草 6g	生姜 9g	生半夏 12g
红枣 12g			

用法：加水 1000mL，煮取 300mL，分3次服。

8月7日：患者服上方后，神清，精神可，无发热，前额头痛较前缓解，腰背等关节酸痛较前缓解，痰较前减少，痰色白质黏，稍口干，无肛门灼热感，大便颗粒状，经用开塞露后现已成形，日一行，小便量多，夜尿 2～3 次，无尿急尿痛。自觉下肢凉，纳一般，眠较前改善，舌红少苔，脉沉滑。复查尿常规示尿白细胞酯酶（++），尿潜血（+），尿白细胞计数 11.88/μL；降钙素原 2.19ng/mL；血常规正常；hsCRP

38.0mg/L。

辨证分析：患者整体病情明显好转，但下肢凉，大便仍干，小便量多，夜尿仍频，舌仍红少苔。考虑津液不足，伴有水饮不化、表寒不解，先后予《金匮》肾气丸改汤 3 剂、芍药甘草附子汤 3 剂。

8 月 13 日：患者少许咳嗽咳痰质黏，双下肢凉较前好转，腰背等关节酸痛较前缓解，口干，心慌胸闷，夜晚汗多，右下肢少许痹痛，纳眠可，夜尿减少，1 次，昨日至今未解大便。舌红，少苔，舌尖痛，脉弦细数。下睑淡，目下卧蚕，腹稍满，下肢水气、甲错，手稍凉。

辨证分析：服上方后，患者表寒减轻，但胃津仍亏虚，兼有水饮上逆，牵制肌表的濡养及温煦，予《千金》甘麦竹茹汤。

甘草 6g　　　麦冬 24g　　　竹茹 48g　　　生姜 18g

淮小麦 24g

用法：加水 800mL，煮取 300mL，分 3 次服。

处方分析：此方内有半个甘麦大枣汤，其中麦冬甘凉养益胃津；竹茹清热补虚，兼能利水；生姜温中益胃化饮，兼祛散表寒，以温四肢关节。

8 月 14 日复查：降钙素原检测 0.13ng/mL；尿常规示尿白细胞酯酶（＋），尿白细胞计数 33.66/μL。hsCRP 6.6mg/L。

8月15日：患者服上方2剂后，神清，精神可，已无咳嗽咳痰，无心慌胸闷，左侧头痛喜温喜按，口渴不欲饮，左侧头汗多，右下肢少许痹痛，双下肢稍凉，腰背等关节酸痛已不明显，纳眠尚可，小便调，无夜尿，两日未解大便。舌红，少苔，舌尖痛较前缓解，脉弦细数。

辨证分析：患者病情已稳定，现以表为所急所苦，但里位仍有津液不足之口渴、大便未解，予半量桂枝竹皮黄芩汤。

| 桂枝 3g | 竹茹 12g | 黄芩 6g | 白芍 6g |
| 甘草 3g | 当归 3g | 川芎 3g | |

处方分析：方中含桂枝甘草汤辛温解表、补益在表之津液，半个当归散养血清热，竹茹清热补虚。经治疗，患者不适症状继续缓解，于8月16日带药出院。

按语：在治疗里证患者过程中，要多关注表位病机的变化，如出现里邪出表、阴证转阳，需顺势加强解表，这样疗效往往会更加显著。

患者既往四肢百骸病变较多，如颈椎病、脑梗死后遗症、类风湿性关节炎，有明确的表位的所急所苦。此次起病后，表现为里位的尿频尿急尿痛，伴有口干、发热为所急所苦，这是当时的主要病机，也是疾病在不同阶段标本缓急各不相同的具体体现。因此，在首诊给予竹叶石膏汤治疗后，里位的水饮及里热、里结的情况明显改善，此时表位的病机矛盾便开始逐渐凸现出来，在后续的用方中，阳旦法（桂枝法）的使用印证了这一点。这也和患者的基础疾病状态有密切的关系。动态辨别患者在治疗过程中病机矛盾的转变，及时调整用方，使里邪出表，阴证转阳，是疾病痊愈的关键。

三、发热案

1. 日进两剂速退反复高热案

赖某，男，27 岁。2018 年 4 月 28 日入院。住院号：6076×。

主诉：发热 6 天，咽痛 4 天。

现病史：患者 6 天前受凉后出现发热、寒战，自测体温最高为 39.3℃，少许咳嗽，口干，无痰，自服退热药后体温可暂时回落，但仍反复发热。4 天前患者再次发热，伴咽痛，曾于当地社区医院就诊，予退热、补液（具体不详）后症状稍好转。2 天前，患者上述症状再发，于我院急诊就诊，测体温 40.6℃。查血常规示 WBC 9.47×10^9/L，MONO%15.1%，NEUT 6.8×10^9/L，MONO 1.43×10^9/L。肝功能检查示 ALT 110U/L，AST 100U/L。hsCRP 118.6mg/L。降钙素原 1.26ng/mL。尿常规示尿蛋白质（±），尿酮体（++）。胸片示两肺未见病变。心酶三项、流感 A+B 抗原、肺炎支原体抗原二项、结核抗体、外斐氏＋肥达试验未见异常。急诊予抗感染、补液、清热解毒等对症治疗，患者体温有所下降。体温下降后，出现寒战、怕冷，后仍反复发热，伴咽痛，现为求进一步诊治，收入我科。

诊查：神清，精神稍倦，现无恶寒，发热，体温37.2℃，咽痛，汗多，偶咳，偶头痛，口唇干燥，无口干口苦，饮水多，饮温水，胃纳可，睡眠一般，大便每日2次、偏烂，小便调，无夜尿。舌尖红，苔白腻，右脉浮滑数，左脉浮弦数。下睑红鲜，腹满，下肢甲错，手温。

西医诊断：①感染性发热；②肝功能异常。

中医诊断：发热（少阳中风）。

基础病机：表束，中风，伤营；太阴伤血，里虚；阳明里热，里结，外热。

辨证分析：患者外感起病，现有头痛、偶咳嗽等上焦和表位的不适，为表束；汗多为中风；眠一般为伤营。太阴层面，下睑红鲜为伤血，大便烂为里虚；阳明层面，口唇干燥、饮水多为里热，里热熏蒸于上，津血凝滞，则下睑红鲜，并呈外热手温。综合分析，患者以表为所急所苦，在表有风邪不解，在里有结热攻冲及里虚，里虚为里热灼伤津液的胃津虚层面。治以解表散邪，养津解肌，清降阳明结热。

处方：《婴孺》寒石柴胡汤。

寒水石36g　　柴胡12g　　栀子12g　　知母12g

升麻 12g　　　黄芩 12g　　　葛根 24g　　　白芍 12g

甘草 12g　　　竹叶 24g　　　苦杏仁 12g

用法：加水 900mL，煮取 300mL，分 3 次服。

患者入院当天最高体温为 39.8℃，夜间加服 1 剂中药，次日体温逐渐下降，守方 1 剂，至 4 月 30 日患者发热已退。后守方继续服用。

5 月 3 日：患者神清，精神可，无咽痛，无寒战发热，无心悸心慌，无口干口苦，纳眠可，二便调。舌尖红，苔薄白，脉滑。复查 hsCRP 23.4mg/L，降钙素原 0.558ng/mL。血常规未见明显异常。患者无发热、咽痛等不适，hsCRP、降钙素原较前明显回落，考虑病情明显缓解，予安排出院。

2. 少阳酸寒法退反复高热案

汤某，男，55 岁。2019 年 3 月 11 日入院。住院号：6084×。

主诉：反复发热 1 周。

现病史：患者 1 周前受凉后开始反复出现恶寒、发热，最高温度达 39.2℃，伴少许鼻塞流涕，咽痒咽痛。偶有咳嗽，自觉痰黏，难以咳出；颈项疼痛，头昏，胃胀，曾在外院服中药治疗，热可暂退，后仍反复。3 天前，患者来我院急诊就诊，查血常规、急诊生化、流感病毒抗原、结核抗体、呼吸道病毒抗原未见明显异常。D- 二聚体 2.61mg/L。降钙素原 0.58ng/mL。

肝功能检查示 ALT 66U/L，AST 59U/L。CRP 70.50mg/L。尿液分析示尿潜血（++），尿红细胞计数 10.6/μL。血沉 35mm/h。九项呼吸道病原体 IgM 检查示肺炎支原体抗体 IgM 阳性（+）。胸片示心肺未见病变。急诊予以退热、化痰、补液、护肝等治疗，患者仍有发热，现为求进一步中医治疗，由急诊拟"发热查因"收入我科。

诊查：神清，精神可，发热恶寒，口干口苦，口渴欲饮，饮水后不解渴，胃胀，纳眠差，小便调，大便烂，夜尿 2～3 次。舌暗红，苔黄厚腻，脉浮滑数。下睑偏淡，目下卧蚕，腹满，下肢甲错，袜痕，手温。

既往史：有蚕豆病、肝囊肿、胆囊结石病史。

西医诊断：①发热；②肝囊肿；③胆囊结石；④肝功能异常；⑤葡萄糖–6–磷酸脱氢酶缺乏（G6PD 缺乏）。

中医诊断：发热（少阳阳明太阴合病）。

基础病机：表束，表寒，伤营；太阴伤血，血少，水饮，里虚；阳明里结，里热，外燥，外热。

辨证分析：患者以发热恶寒为不适，选用哪类的解表药，需结合里位津液虚实、寒热的情况。恶寒为表束及表寒不解，眠差属伤营；太阴层面，下睑偏淡为伤血、血少，纳差、大便烂为里虚，目下卧蚕、夜尿频、下肢袜痕、脉滑为水饮（淡饮及表位轻微的溢饮）；阳明层面，舌暗红、口干口苦口渴、饮水多、脉数提示里热，手温为外热。本病以发热恶寒为所急所苦，通过分析表里之病机，现以表位风寒不解，同时伴有里位虚（胃虚）实（里热及水饮）、寒（表寒、水饮）热（里热）之夹杂，结合口干口苦、口渴欲饮、饮水后不解渴、夜尿频数的情况，第一层病机为里位寒热、虚实失和，第二层病机为表寒不解，故宜选用清热解表润降，并能燮理三焦之柴胡方阵。

处方：《千金》百痛壮热方。

石膏 48g   淡豆豉 48g   柴胡 24g   赤芍 24g

知母 24g   山栀子 24g   黄芩 18g   升麻 18g

杏仁 18g   大青叶 18g

用法：每日 1 剂，加水 1000mL，煮取 300mL，分 3 次服。

处方分析：方中柴胡苦寒清热解表，苦能润降，并可燮理三焦，解表而不加重里热；栀子豉汤为酸寒法（苦寒配酸温）代表，有化饮、健胃、补虚、清热、解表之功效，可对治火证中的表证、水证、虚证；石膏解肌清热、止渴除烦，并辛以解外；赤芍、黄芩（半个黄芩汤）能养津液、解肌清热；知母清热利水，顾护津液；升麻、黄芩、白芍（半个芍药四物解肌汤）以解肌生津；大青叶苦泄实热；杏仁解表化饮。

3 月 14 日：患者入院当天最高体温为 39.6℃，服用 1 剂中药后，第 2 天热势有所下降，守方再服 2 剂，已无发热。现患者精神可，口干好转，咽部不适，无怕冷，无发热，无口苦，无胃胀，胃纳、睡眠改善，小便调，昨夜解稀烂大便3次后自觉畅快。舌暗红，苔黄厚腻，脉滑。下睑淡，目下卧蚕减轻，腹满，下肢甲错，手稍温。

基础病机：表束，伤营；太阴血少，水饮，里虚；阳明里结，里热，外燥。

辨证分析：患者表邪已解，里热及水饮均较前明显减轻，予改黄芩加半夏生姜汤口服。

处方：黄芩加半夏生姜汤。

黄芩18g　　赤芍12g　　炙甘草12g　红枣24g

生姜9g　　生半夏24g

用法：加水900mL，煮取300mL，分3次服。

处方分析：《伤寒论》云："太阳与少阳合病，自下利者，与黄芩汤；若呕者，黄芩加半夏生姜汤主之。"方中以黄芩为君，清阳明里热；芍药甘草酸甘化阴，养益津液，兼能清热；大枣补益胃气；合小半夏汤降逆化饮。

患者守方服6剂，精神明显好转，无发热恶寒，无口干，无咽部不适，无胃胀，胃纳、睡眠可，大小便正常。舌红，苔黄腻，脉沉滑。复查CRP 15mg/L。血常规正常。予安排出院。

3. 少阳两方愈发热身痛案

徐某，男，30 岁。2018 年 8 月 7 日入院。住院号：6072×。

主诉：反复发热恶寒 3 天。

现病史：患者于 2018 年 8 月 5 日中午开始出现发热，测体温 38.3℃，伴头痛、颈项部僵硬及周身酸痛、全身乏力等不适，至我院急诊就诊，查血常规提示白细胞偏低，凝血、尿常规、DR 胸片未见异常。诊断为发热（病毒感染可能），予布洛芬口服退热后，患者可汗出，体温暂可降至正常，后发热仍反复，体温最高可达 40.2℃。至 8 月 7 日仍有发热，遂由急诊拟"感染性发热"收入我科。

诊查：神清，精神疲倦，发热，微恶寒，头晕，偶头痛，少许胃脘部不适，周身关节酸痛乏力，双眼干涩，口干口苦，口渴喜热饮，汗出怕风，手足温，纳差，眠差易醒，小便少许灼热感，大便难解、量少。舌淡暗，苔薄白腻，脉浮滑数。下睑暗红，腹满，下肢轻度甲错，手温。

既往史：蚕豆病病史；曾行上肢软组织清创术。

辅助检查：入院后查腹部彩超示符合脂肪肝声像；脾稍大；胆囊、胰腺未见明显异常声像。泌尿系彩超示前列腺钙化灶声像；双肾、膀胱未见明显异常声像。

西医诊断：①感染性发热（病毒感染可能性大）；②手术史（上肢软组织清创术）；③蚕豆病。

中医诊断：发热（少阳中风）。

基础病机：表束，表寒，中风，伤营；太阴伤血，里虚；阳明里热，里结，外热，外燥，水热。

辨证分析：患者外感起病，恶寒、头痛、头晕及周身关节酸痛、双眼干涩等上焦和表位的不适为表束，恶寒为表寒，汗出为中风，眠差为伤营；太阴层面，下睑暗红为伤血，胃纳差为里虚；阳明层面，口干口苦、口渴喜饮为里热，里热熏蒸于上，津液凝滞，则下睑暗红、手温，小便灼热为水热。患者以表为所急所苦。综合分析，患者在表有风寒不解，在里有结热攻冲、津液失于濡润，虽表有微恶寒，但以里位阳明结热攻冲、灼伤津液为第一层病机，为表里虚实寒热错杂之少阳中风。里虚为胃津虚层面。

处方：《婴孺》寒石柴胡汤。

寒水石 36g	柴胡 12g	栀子 12g	知母 12g
升麻 12g	黄芩 12g	葛根 24g	白芍 12g
甘草 12g	竹叶 24g	苦杏仁 12g	

用法：加水 900mL，煮取 300mL，分 3 次服。

8 月 8 日：患者入院体温最高为 38.6℃，服药后今晨发热已退，现体温 36.0℃，仍有头晕，少许胃脘部不适，仍觉周身关节酸痛乏力，双眼干涩不适减轻，仍有口干口苦，口渴喜热饮。晚上汗出较多，怕风，手足温。纳差，眠差，夜尿 2 次，药后大便 1 次。舌淡暗，苔薄白腻，脉浮缓。考虑患者结热攻冲好转，现以在表的风寒不解伴里热为主，予半量柴胡桂枝干姜汤。

处方：柴胡桂枝干姜汤。

柴胡 24g　　桂枝 9g　　黄芩 9g　　干姜 6g

炙甘草 6g　　天花粉 12g　　牡蛎 6g

处方分析：方中含半个小柴胡汤（柴胡、黄芩、炙甘草）解表清热、燮理三焦；合桂枝甘草汤辛温解表，发散在表的风寒；并含栝楼牡蛎散（天花粉、牡蛎）清热利水生津，干姜甘草汤温中化饮，使胃气津液得以温煦，更助津液外达。

8 月 9 日：上方服 1 剂，头晕、胃脘部不适、颈部及周身关节酸痛乏力基本缓解，已无双眼干涩，口干口苦、口渴喜热饮明显减轻，晚上汗出及怕风均好转。守方 2 剂，至 8 月 10 日复查血常规已正常，考虑病情明显缓解，予安排出院。

4. 少阳太阴同治愈心衰后感邪发热案

杨某，男，72 岁。2018 年 2 月 2 日入院。住院号：6011×。

主诉：胸闷、气促伴双下肢水肿 2 天，加重半天。

现病史：患者于 2 天前开始出现夜间阵发性呼吸困难，发作时伴胸闷，双下肢水肿，未行诊治；今晨自觉活动后气促加重，偶有咳嗽，遂至我院急诊就诊。急诊考虑患者病情较重，基础病较多，为求进一步诊疗，拟"急性心力衰竭"收入我院心血管科。

既往史：高血压3级、2型糖尿病病史。

辅助检查：入院后查NT-ProBNP 13261pg/mL。肌钙0.495μg/L；血常规示Hb 68g/L，RBC 2.79×10^{12}/L；肌钙1.54μg/L，降钙素原0.14ng/m。胸片示肺淤血，双下肺渗出，心脏增大，两侧胸少量积液，提示心衰，建议治疗后复查。2月3日心电图示快速型心房颤动；ST-T异常。心脏彩超示EF 61%，左室节段室壁运动异常，考虑冠心病，左心扩大，主动脉瓣轻度关闭不全，二、三尖瓣中度关闭不全，中度肺动脉高压，左室舒张减退。腹部彩超示肝实质弥漫性改变，符合脂肪肝声像，胆、脾、胰腺未见明显异常声像。泌尿系彩超示双肾实质弥漫性改变（建议检查肾功能），前列腺钙化灶。

西医诊断：①急性左心衰竭；②高血压3级（很高危组）；③2型糖尿病；④中度贫血。

中医诊断：心衰病（气阴两虚血瘀）。

患者入院经心血管科抗心衰治疗后，气促及下肢肿明显改善。2月7日晚，患者不慎受凉后开始出现反复发热，最高体温39.7℃，抽血结果提示甲流抗原弱阳性，降钙素原、CRP升高，予达菲抗病毒、舒普深抗感染、沐舒坦化痰、美林降温小柴胡颗粒口服，及补液等对症处理。查肺炎支原体IgM抗体、粪便常规、肥达氏试验、外斐氏试验未见明显异常。2月9日复查DR胸片（对比2018年2月2日片）示肺淤血、双下肺渗出较前吸收，两侧胸腔少量积液较前吸收，提示心衰较前改善。但患者仍时有发热。2月11日受邀会诊。

诊查：神清，精神一般，无胸闷气促，发热，体温38.3℃，发热时伴恶寒，偶有咳嗽咯痰，口干口苦，饮水多，汗不多，纳差，眠一般，大便烂，小便量可，夜尿约4次。舌淡暗，苔白，脉滑。下睑淡白，腹满，下肢轻度水气，手温。

基础病机：表束，表寒，伤营；太阴伤血，血少，里虚，水饮；阳明里热，里结，外热。

辨证分析：患者发热、咳嗽咯痰属表束，恶寒为表寒，眠一般为营卫受扰、交合不利的伤营；太阴层面，下睑淡白为血少，大便烂为里虚，夜尿频、咯痰、下肢轻度水气、脉滑为水饮；阳明层面，口干口苦提示里热，手温为外热。本病以发热为所急所苦，分析表里之病机，现为表寒不解，在里的里虚、水饮和里热攻冲，符合上焦郁火、中焦胃虚、下焦饮逆、邪气交争于半表半里的少阳证。

处方：小柴胡汤。

柴胡48g　　黄芩18g　　生晒参18g　　炙甘草18g

法半夏24g　　生姜18g　　红枣24g

用法：加水1000mL，煮取300mL，分3次服。

处方分析：方中生姜甘草汤温中补益里虚，小半夏汤化饮，柴胡清热解表、疏利三焦，黄芩清热，柴胡配生姜能加强解表力度。

2月13日：上方服2剂，患者神清，精神一般，偶有少许胸闷、气促，双下肢无水肿，仍有发热，T 38.1℃，恶寒，偶有咳嗽咯痰，口干口苦，口渴，饮水多，纳眠差，大便可，小便量可，夜尿4～5次。舌淡暗，苔白，脉滑。下睑淡白，腹满，下肢轻度水气，手温。

辨证分析：患者发热仍不退，结合夜尿频多，下睑淡白，考虑患者津血虚寒、水饮不化，牵制了邪气不能外解，予加强温化水饮及解表为法。

处方：柴胡桂枝干姜汤。

| 柴胡 48g | 桂枝 18g | 干姜 12g | 天花粉 24g |
| 黄芩 18g | 牡蛎 12g | 炙甘草 12g | |

用法：加水1000mL，煮取300mL，分3次服。

处方分析：方中含甘草干姜汤温中化饮，栝楼牡蛎散清热养津液而利水饮；桂枝甘草汤辛温解表。此方相对于小柴胡汤，其温运太阴、制化水饮及解表之力明显加强。

服药1剂后，患者热峰下降，予半量续服3天。

2月17日：神清，精神可，无胸闷、气促，无发热，双下肢无水肿，偶有咳嗽咯痰，稍口干口苦，纳眠一般，大便可，小便量可，夜尿 3 次。舌淡暗，苔白，脉滑。考虑病情缓解，主管医生予安排次日守方带药出院。

5. 临证不慌，深思病机愈腹痛伴血小板减少案

詹某，男，31 岁。2019 年 2 月 18 日入院。住院号：6083×。

主诉：发热 10 余天，腹痛 2 天。

现病史：患者 10 余天前因劳累日晒后开始出现发热恶寒，最高温度达 39.4℃，伴有全身乏力酸痛，上腹不适，当地诊所考虑"急性上呼吸道感染"，予对症处理后可暂时热退，但仍反复发热。因恰逢过年，未至医院系统诊疗，后多次在诊所就诊行抗感染、退热治疗。2 天前，患者开始出现剑突下及下腹阵发性疼痛并逐渐加重，疼痛范围在脐周，夜间明显，痛甚时伴冷汗出、恶心欲呕，上腹部顶胀感，肠鸣，腹泻 4 次，水样便、色黄臭秽。遂于 2019 年 2 月 17 日至我院急诊就诊，查血气分析未见明显异常。hsCRP 21.00mg/L。血常规示 WBC 7.94×10^9/L，NEUT 2.35×10^9/L，PLT 27×10^9/L。肝功能检查示 ALT 292U/L，AST 249U/L，GGT 91U/L。胸片示右上肺少许纤维增殖灶，请结合临床。腹部 CT 示肝、胆、脾、胰及双肾未见明显异常；盆腔未见明显异常。现患者为求进一步中医治疗，由急诊拟"发热查因（感染性发热可能性大）"收入我科。

诊查：神清，精神可，暂无发热恶寒，脐周隐痛，夜间明显，痛甚时冷汗出，上腹部顶胀感，恶心欲呕，肠鸣，口干，无口苦，纳眠差，多梦早醒，时有前额胀痛，偶有烦热，小便调，大便昨日 4 次、呈水状，腹泻后腹痛乏力。舌暗淡，苔白腻，脉弦细数、双尺沉弱。下眼睑暗红，腹满，手温可。

既往史：无特殊。

西医诊断：①发热（感染性发热可能性大）；②血小板减少（查因）；③肝功能异常（急性）；④腹痛（急性胃肠炎可能）。

中医诊断：发热（少阳证）。

入院当天主管医生予黄芩加半夏生姜汤口服。患者因血小板严重下降，予输注血小板。患者傍晚开始输注血小板后，20：25 出现右上肢及双下肢皮肤瘙痒，可见零星大小约 2cm 的红白色风团样皮疹，后见皮疹逐渐增多，全身散在，瘙痒。同时，患者服用中药后见频繁咳嗽、呕吐痰涎 1 次，饮中药及饮水后均会当即吐出。当晚笔者值班，当时查看患者四诊情况如下：

精神一般，频繁咳嗽，干咳无痰，全身散发红疹、瘙痒，胃脘部堵闷不适，大便烂，恶心欲呕，无法服用中药及饮水，口干欲饮，恶寒，无口苦，肠鸣，汗不多，纳眠差，舌暗，苔薄腻，左脉弦细数，右脉弦滑数。下睑暗红，腹满，下肢甲错，手不温不凉。

基础病机：表束，表寒，伤营；太阴水饮，里虚；阳明里结，里热，外燥，外热，外结。

辨证分析：患者以里之水热攻冲伴表寒不解，服黄芩加半夏生姜汤能对治大部分病机，但服药后却格药于外、频咳欲呕。此时病势紧急，患者颇为不适，医者更应内心镇定，临证不慌，方能理透病机。经深思后，考虑患者病后表邪入里，水热结甚于内，里热攻冲，故见腹痛、大便烂；攻冲于上，则见咳嗽、呕吐。《伤寒论》云："太阳病，过经十余日，反二三下之，后四五日，柴胡证仍在者，先与小柴胡；呕不止，心下急，郁郁微烦者，为未解也，与大柴胡汤下之则愈。""伤寒发热，汗出不解，心中痞硬，呕吐而下利者，大柴胡汤主之。"此患者为里热结滞过重，黄芩加半夏生姜汤破结之力不足，故服后格拒于上，予急煎1剂大柴胡汤。

处方：大柴胡汤。

柴胡 48g　　黄芩 18g　　生半夏 24g　　生姜 30g

白芍 18g　　红枣 24g　　枳壳 48g　　大黄 12g

用法：加水 1200mL，煮取 300mL，分 3 次服。

处方分析：方中含大半个黄芩加半夏生姜汤清热降逆化饮，枳实芍药散濡养津液、理气除结；《本经》谓枳壳"治大风在皮肤中如麻豆苦痒"，能解表清热、除结止痒；大黄利水清热，除水热互结；柴胡疏利三焦，并解表寒。

当晚患者服药后，未再出现呕吐及咳嗽情况；次晨患者腹痛及胃脘部堵闷不适均明显缓解，无欲呕感。2月19日复查血常规示血小板计数 $64.0×10^9$/L。后主管医生基本守大柴胡方治疗（上方加了黄连10g），服药3天，至2月21日精神可，无发热恶寒，腹部隐痛明显改善，无上腹部顶胀感，无恶心欲呕，肠鸣好转，无口干口苦，纳可，眠改善，二便调。舌暗淡，苔白黄微腻，脉弦细稍滑。复查血常规，血小板计数 $173×10^9$/L。肝功能检查示 ALT 89U/L，AST 34U/L。患者病情基本缓解，于2月22日出院。3月4日患者复诊时精神可，诉出院后均无不适。

6. 辛寒解肌、甘寒养津愈持续高热不退案

钟某，女，55岁。2018年2月12日入院。住院号：6075×。

主诉：发热5天。

现病史：患者5天前因着凉出现恶寒发热，少许腰痛，少许咳嗽咳痰，头痛，在社区门诊对症治疗后，病情未见好转。于2018年2月10日在我院急诊就诊，予热毒宁注射液静滴，布洛芬与连花清瘟颗粒口服，经治疗后病情未好转。近3天，患者体温波动在 39～41℃，急诊查尿常规示尿白细胞计数 345.2/μL，尿红细胞计数 118.8/μL；hsCRP 111.5mg/L；降钙

素原 0.4ng/mL。血常规示 WBC 7.9×10^9/L，MONO%16.1%，LYM%8.6%。彩超示右肾实质钙化灶声像；左肾、膀胱未见明显异常。急诊建议住院系统诊治，遂拟"泌尿道感染"收入泌尿外科。

入院症见：神清，精神疲倦，发热恶寒，39.9℃，咽痛乏力，无尿频尿急，无尿痛，少许腰酸腰痛，无肉眼血尿，少许头痛，纳差，眠差，大便调。舌红，苔黄腻，脉数。泌尿外科予抗感染治疗，中药先后予葛根汤、麻杏石甘汤加减治疗后，患者仍有高热，体温最高达 40.4℃，次日（2 月 13 日）下午仍有高热，考虑感染灶不明确，遂转入中医经典科继续治疗。

辅助检查：血气分析示 pHTC 7.487，PO_2TC 96.6mmHg，PCO_2TC 23.5mmHg。尿常规示尿潜血（+++），尿蛋白质（+），尿酮体（+）。粪便常规＋潜血阴性。胸部 CT 示左肺上叶尖后段、右肺下叶前基底段、左肺下舌段、左肺下叶炎症，治疗后复查；右下肺少许膨胀不全；左侧胸腔少量积液。

转入症见：神清，精神疲倦，发热恶寒，咽痛乏力，无尿频尿急，无尿痛，少许腰酸腰痛，少许头痛，无明显咳嗽咯痰，纳差，眠差，大便尚调，小便可，舌红，苔黄稍腻，脉滑偏数，略浮。

西医诊断：①发热（查因：肺部感染、泌尿道感染）；②全身炎症反应综合征。

中医诊断：发热（少阳阳明合病）。

主管组辨证为少阳证，外有寒邪未解，内有郁热夹湿，治疗上予"和少阳，开太阳，兼化湿利浊"为法，中药汤剂予柴胡加龙骨牡蛎汤合三仁汤加减。

苦杏仁 30g	生半夏 65g	滑石 30g	薏苡仁 60g
通草 15g	白蔻仁 30g	竹叶 15g	厚朴 30g
柴胡 60g	龙骨 25g	牡蛎 25g	黄芩 25g
生晒参 25g	桂枝 25g	茯苓 25g	红枣 30g
酒大黄 30g（后下）		紫石英 30g	丹参 15g

2月14日，在此方的基础上加减。至2月16日，患者仍有高热，体温波动于39～39.9℃。当天笔者值班，细辨患者的四诊情况如下：神清，精神一般，仍反复发热，今晨体温39.0℃，有汗，腰痛较前有所改善，自觉听力模糊，口干，饮水一般，纳眠一般，小便频，服之前处方后解大便次数多、质烂。舌红，苔黄稍干，寸脉浮，关脉滑紧，双尺脉长。下睑暗红，腹满，下肢甲错，手温。

辅助检查：2月16日血气分析示 pHTC 7.514，PO_2TC 72.7mmHg，PCO_2TC 20.4mmHg。血常规示 WBC 7.72×10^9/L，NEUT%80.2%，Hb 112.0g/L，PLT 215.0×10^9/L。降钙素原 1.98ng/mL。hsCRP 242.1mg/L。生化七项检查示 K$^+$ 3.48mmol/L，Na$^+$ 129.0mmol/L，Cl$^-$97.0mmol/L。肝功能检查示 PA 43.0mg/L，AST 39.0U/L，

TP 57.4g/L，ALB 28.7g/L，DBIL 8.4μmol/L。结核抗体检测（-）；血培养＋药敏定量培养5天，无菌生长；血厌氧菌培养＋药敏定量培养5天，无菌生长。

基础病机：表束，中风，伤营；太阴伤血，里虚，水饮；阳明里结，里热，外热。

辨证分析：患者腰痛属表束，有汗为中风，眠一般为营卫受扰、交合不利的伤营；太阴层面，下睑暗红为伤血，大便稀、纳一般为里虚，小便频为水饮；阳明层面，口干、舌红、苔黄稍干提示里热及津液不足，手温为外热。本病以发热为所急所苦，通过分析表里之病机，属阳属实并为里热灼伤津液之证。阳明里热灼伤津液致表失濡养，故见腰痛、下肢甲错；里热攻冲，则上见汗出，下见迫津外泄之小便频。

处方1：芍药四物解肌汤。

白芍 25g　　黄芩 25g　　升麻 25g　　葛根 25g

用法：加水 900mL，煮取 300mL，上午分2次服完。

处方2：竹叶石膏汤。

竹叶 10g　　生石膏 100g　生晒参 15g　麦冬 50g

生半夏 25g　炙甘草 15g　山药 30g

用法：加水 1000mL，煮取 300mL，下午到夜间分3次服完。

处方分析：处方1以升麻、葛根辛寒解表清热，并能濡养津液，黄芩、白芍清阳明里热并顾护津液。此方先用可兼顾患者可能存在的未解之表邪。处方2立足阳明里热灼伤津液，方中石膏辛以解表，寒以清热，并能解肌、顾护津液，生晒参、炙甘草、麦冬、山药（代粳米）补益胃气津液，竹叶清热补虚生津，半夏降逆。

2月17日：患者昨日服上两方后，大便次数偏多、质稀，至今凌晨热势渐降，至今晨为38.2℃，予守竹叶石膏汤口服。

2月19日：患者自2月17日夜间至今已退热，现患者神清，精神可，已无发热，少许咳嗽，痰少，无诉其他不适，纳眠可，二便调。舌淡红，苔黄稍腻，脉滑。复查相关检查：肺炎链球菌抗原检测阴性。痰细菌培养＋药敏定量检出口咽部正常菌群。肺炎衣原体抗体（IgM）阴性。2月19日血气分析示 pHTC 7.444，PO_2TC 81.5mmHg，PCO_2TC 24.8mmHg。血常规示 WBC $3.33×10^9$/L，NEUT%44.2%，RBC $3.65×10^{12}$/L，Hb 109g/L。降钙素原0.2ng/mL。hsCRP 57.4mg/L。凝血三项FIB 5.87g/L。离子三项正常。胸片对比2018年2月12日片，提示左下肺少许炎症较前稍进展；左侧新发少量胸腔积液。胸水彩超示左侧胸腔少量积液。

患者胸片示炎症渗出较前明显，但炎症指标明显下降，血氧分压上升，发热已退，精神好转，考虑为吸收延迟所致。现整体情况好转，主管组予陈夏六君汤加减带药出院。

四、登革热案

1. 先苦泄退热后甘补升血小板案

何某，女，74岁。2018年9月24日入院。住院号：6075×。

主诉：发热2天。

现病史：患者于9月22日晚8点左右开始出现发热腹痛，伴有呕吐胃内容物数次，遂由家属送至我院急诊就诊。急查降钙素原0.23ng/mL，心肌酶示CK 301U/L，LDH 249U/L，AST 42U/L；登革病毒NS1抗原阳性。全腹CT提示胆囊小结石，并胆囊炎；左肺上叶下舌段及双肺下叶慢性炎症、纤维灶形成。胸片提示双下肺少许慢性炎症、纤维灶形成。予请外科会诊，外科排除急性胆囊炎，建议内科治疗。急诊予补液护胃等治疗后，患者腹痛改善，呕吐好转，但仍有反复发热。发热时伴周身骨节、肌肉酸痛，乏力，胸骨后热痛不适，现为求进一步系统诊疗，遂由急诊拟"登革热"收入我科。

诊查：神清，精神疲倦，暂无发热，无恶寒，发热时伴周身骨节、肌肉酸痛，乏力，胸骨后热痛，口干多饮，喜冷饮，无皮疹，无恶心呕吐，口干口苦，纳眠一般，夜尿2～3次，平时大便每日1次、质可，昨日大便未解。舌偏红，苔白腻，脉弦滑；下睑偏淡，腹满，下肢水气，甲错，手稍凉。

既往史：高血压2级病史7年余，规律服用降压药，现服用拉西地平分散片 4mg，1 次 / 日，自诉血压控制尚可；发现糖尿病 1 年，规律服用降糖药，现服用二甲双胍 0.5g，2 次 / 日，自诉血糖控制可；长期胃部不适，间断服用护胃、促胃肠动力药，现无胃胀痛、泛酸、呃逆等不适。

西医诊断：①登革热；②胆囊结石伴慢性胆囊炎；③ 2 型糖尿病；④高血压 2 级（很高危组）。

中医诊断：发热（太阳阳明太阴合病）。

基础病机：表束，表寒，伤营；太阴伤血，血少，水饮，里虚；阳明里热，里结，外燥。

辨证分析：患者周身骨节、肌肉酸痛、乏力等四肢百骸的不适为表束，手凉为存在津液在表不能温煦的表寒，眠一般为伤营；太阴层面，下睑偏淡为伤血及血少，夜尿频、苔白腻、下肢水气为水饮；阳明层面，口干多饮、喜冷饮、口干口苦、舌暗红为里热。综合分析，患者在表有风寒不解、水气困束，在里有水饮及结热攻冲。考虑表寒水气为第一层病机，治以发散风寒水气，清降在里的水热。

处方：知母解肌汤。

麻黄 12g　　　葛根 18g　　　生石膏 18g　　知母 18g

炙甘草 12g

用法：加水 900mL，煮取 300mL，分 3 次服。

处方分析：方中甘草麻黄汤（麻黄、炙甘草）发散风寒水气；葛根、石膏、知母等解肌药物，可补津液而解表；知母苦寒，《本经》谓"主消渴热中，除邪气肢体浮肿，下水，补不足，益气"，可清热、利水、生津。

9月25日：患者昨晚体温最高38.5℃，今晨38.2℃，无恶寒，胸骨后热痛，乏力，口干多饮，喜冷饮，口干口苦，双下肢关节痛，纳眠一般，夜尿2次，大便三日未解。舌偏红，苔白腻，脉弦滑。下睑偏淡，腹满，下肢水气，甲错，手稍凉。辅助检查血常规示 WBC $2.49×10^9$/L，NEUT%65.90%，PLT $41.00×10^9$/L。考虑患者大便多天未解，在里的结热及水饮攻冲，虽有表寒不解，不宜过用发散，否则更易伤及里位津液，予大柴胡汤。

柴胡 48g   大黄 12g   黄芩 18g   生半夏 24g

赤芍 18g   生姜 30g   红枣 24g   枳壳 30g

用法：加水 1200mL，煮取 300mL，分 3 次服。

处方分析：方中含半个小柴胡汤（柴胡、黄芩）清热解表，调畅三焦；半个黄芩汤清热除结，濡养津液；小半夏汤化饮降逆，并以五两生姜温散表寒、温中化饮；枳实芍药散清热除结，濡养津液，调理气机；半个泻心汤（大黄、黄芩）以清降阳明火热，除结。

9月26日：今晨患者发热已退，晨起体温36.5℃，怕冷，胸骨后热痛稍缓解，仍乏力，口干较前减轻，喜冷饮，口苦，少许腹痛，双下肢关节痛缓解，纳眠一般，夜尿 1 次，已解大便 1 次、偏干。舌偏红，苔白腻，脉弦滑。血常规检查示 WBC 3.17×10^9/L，NEUT%48.90%，PLT 9.00×10^9/L。患者血小板严重下降，予输注血小板 1U。患者发热已退，现怕冷，大便已解，为里邪出表，予柴胡桂枝汤。

处方：柴胡桂枝汤。

柴胡 24g	黄芩 9g	桂枝 9g	赤芍 9g
生晒参 9g	炙甘草 6g	生姜 6g	生半夏 12g
红枣 12g			

用法：加水 900mL，煮取 300mL，分 3 次服。

处方分析：此方为小柴胡汤和桂枝汤合方，在小柴胡汤苦寒解表的基础上，加强了辛温解表散寒的功效。

9 月 28 日：患者无发热，精神仍疲倦，大便通畅，少许怕冷，稍口干，无口苦，少许腹痛，舌偏红，苔白腻，脉弦滑。下睑偏淡，腹满，下肢水气，甲错，手凉。9 月 27 日复查血常规示 PLT 20.00×10^9/L。9 月 28 日血常规示 PLT 33.00×10^9/L。考虑患者里热明显缓解，现以津液虚不能温煦肤表，予桂枝加黄芪汤。

处方：桂枝加黄芪汤。

| 黄芪 30g | 桂枝 18g | 白芍 18g | 生姜 18g |
| 红枣 24g | 炙甘草 12g | | |

9月30日：患者服上方2剂，精神好转，无发热，稍恶寒，已无其他不适，舌淡，苔薄白，脉弦滑。复查血常规示血小板已恢复正常，予安排带药出院。

2. 易苦泄为辛寒甘滋愈低热不退案

黎某，女，55岁。2018年9月28日入院。住院号：6080×。

主诉：发热5天，咽痛2天。

现病史：患者5天前开始出现发热恶寒，最高体温39℃，喉中有痰，周身乏力，时头痛及肌肉酸痛，大便每日4次、质稀烂，小便频数，但无尿痛，遂于9月24日来我院急诊就诊。查血常规示 WBC $6.05×10^9$/L，NEUT% 77.6%。胸片未见异常，予以补液、清热解毒等对症治疗。但仍反复发热，予查登革病毒 NSI 抗原阳性，多次复查血常规提示 WBC 下降；肝肾功能尚可。2天前，患者出现咽痛症状，症状未缓解，遂以"登革热"收入我科。

诊查：神清，精神疲倦，发热，37.3℃，无恶寒，手心、额头发热，时头痛，背部肌肉酸痛，乏力，口干多饮，咽痛，喜热饮，纳眠一般，夜尿2～3次，大便每日1次、质可。舌淡暗，苔薄黄腻，脉弦滑。下睑鲜红，腹满，下肢轻度水气，肌肤甲错，手温。

既往史：慢性胃窦炎病史，偶有嗳气。

辅助检查：入院后 9 月 29 日查血常规示 WBC 2.46×10^9/L，NEUT 1.26×10^9/L。腹部彩超示胆囊泥沙样结石声像。肝脏、脾脏、胰腺未见明显异常声像。泌尿系彩超、心电图、C 反应蛋白、凝血三项、粪便常规未见异常。

中医诊断：发热（太阴阳明合病）。

西医诊断：①登革热；②慢性胃窦炎；③胆囊结石（泥沙样）。

基础病机：表束，伤营；太阴伤血，里虚，水饮；阳明里热，里结，外热，外燥。

辨证分析：精神疲倦、咽痛、头痛、背部肌肉酸痛、乏力为表束，眠一般为伤营；在里太阴层面，下睑红鲜为伤血，纳一般为太阴里虚，夜尿 2～3 次、下肢轻度水气为水饮；阳明层面，手心、额头发热为阳明外热，口干多饮为里热，里热熏蒸于上、津血凝滞，则下睑鲜红，肌肤甲错为外燥。患者以表为所急所苦。综合分析，乃里位失和所致，为里热与水饮互结，攻冲于上。

处方：黄芩加生姜半夏汤。

黄芩 18g　　赤芍 12g　　炙甘草 12g　　红枣 24g

生姜 9g　　生半夏 24g

用法：加水 900mL，煮取 300mL，分 3 次服。

患者服上方 1 剂后，自觉发热减轻，现为低热。但出现恶

寒，口腔溃疡，咽痛，头痛及背部酸痛，乏力，口干喜饮，喜
热饮，纳眠一般，夜尿3次，大便3次、稀烂状。舌淡暗，苔
薄黄腻，左脉沉细滑，右脉浮滑。考虑里热稍减，里邪出表，
予小柴胡汤。

处方：小柴胡汤。

柴胡 48g 　　 黄芩 18g 　　 炙甘草 18g 　　 红枣 24g

生晒参 18g 　　 生半夏 24g 　　 生姜 18g

用法：加水 1000mL，煮取 300mL，分 3 次服。

患者服上方 1 剂后，低热恶寒，咽喉肿痛，头痛及背部酸
痛，乏力，口干口苦，喜饮，喜热饮，四肢及背部开始出现皮
疹，双手瘙痒，纳眠一般，夜尿 2 次，大便正常。舌淡暗，苔
薄黄腻，脉沉细数。下睑鲜红，腹满，下肢轻度水气、肌肤甲
错，手心温。

基础病机：表束，表寒，伤营；太阴伤寒，里虚，水饮；
阳明里热，里结，外热，外结。

辨证分析：患者皮疹，考虑邪气外透，但人体气血津液耗
损，故见乏力；脉沉细数，符合津液亏损之征象。故予补津液
而解表。

处方：知母解肌汤。

知母 18g 　　 麻黄 12g 　　 葛根 18g 　　 生石膏 18g

甘草 12g

用法：加水 900mL，煮取 300mL，分 3 次服。

处方分析：方中麻黄发散解表，去邪热；知母苦寒可清里热，质润可滋养热邪所伤之津液；石膏解肌透热，生津止渴；葛根解肌发表；甘草和中。

10 月 3 日：服上方 3 剂，患者精神可，低热，咽喉肿痛减轻，头痛及背部酸痛稍缓解，口干口苦减轻，四肢及背部皮疹，双手瘙痒减轻，纳眠一般，夜尿 2 次，大便正常，舌淡暗，苔薄黄腻，脉沉细数。下睑鲜红减轻，下肢轻度水气，肌肤甲错，手心稍温。

辨证分析：患者咽喉仍有肿痛，皮疹仍未透出，予养津透邪，当时值班医生予白虎加人参汤加减：

生石膏 90g　　知母 30g　　山药 30g　　生晒参 30g
炙甘草 30g　　苦杏仁 15g　　白蔻仁 15g　　薏苡仁 15g

用法：加水 1000mL，煮取 300mL，分 3 次服。

处方分析：方中石膏辛寒解肌透热；人参益气生津；甘草、山药益气和中，顾护脾胃；加杏仁、白蔻仁、薏苡仁化水湿。

10 月 4 日：服上方 1 剂，患者精神可，已无低热，头痛及背部酸痛减轻，四肢及背部皮疹减少，纳眠可，夜尿 1 次，大便正常，舌淡暗，苔薄黄腻，脉沉细滑。予调小剂量竹叶石膏汤口服。

淡竹叶 15g　　生石膏 30g　　麦冬 25g　　　生晒参 15g

炙甘草 15g　　山药 30g　　　生半夏 25g

用法：加水 900mL，煮取 300mL，分 3 次服。

服上方 1 剂后，患者神清，精神可，无发热，头痛及背部酸痛均明显减轻，四肢及背部皮疹已明显减少，纳眠可，夜尿 1 次，大便正常，舌淡暗，苔薄黄腻，脉沉细滑。复查血常规白细胞已回升正常。于 10 月 5 日予守方带药 3 剂出院，后随访均无发热。

按语：

（1）此案中如何分别表与里病机间的第一层病机：患者有明显的表束不适，如咽痛、头痛、背部肌肉酸痛、乏力、下肢水气等，但里有口干多饮，以及里热攻冲引起的手心热、发热等。在临床中，判断它是表里合病，还是第一层病机为里热，第二层病机是里热攻冲、灼伤津液引起的表束和伤营不适，往往是辨证难点。此案的治疗中，从刚开始的柴胡、麻黄等表药解表，到后面使用的石膏方辛寒解表，可以看出，针对里热攻冲的养津液解表取得了明显的效果，所以此案的第一层病机是里热灼伤津液，而表束和伤营不适是里热攻冲、灼伤津液引起的。在里的太阴和阳明病机之间，因为里热灼伤胃津，引起了水饮的制化不利和胃气不和，从而出现了便溏及夜尿频。我们应立足里热这一层病机治疗。这个案例的治疗过程能给我们带来启示，提供了识别主要病机的思路和方法。

（2）由寒转热——谈谈近年来登革热病机的变化：登革热是广东地区常见的时令病之一，是登革病毒经蚊媒传播引起的急性虫媒传染病，常发病于每年的7月至11月。2014年夏秋，广州登革热发病的病例较多，当时笔者所在的中医经典科共接收了40多例患者，包括重症多例。当时的辨证基本为阴证、寒证、水证，应用的处方如桂枝人参汤、附子理中汤、破格救心汤等方加减。而近二三年，登革热发病患者的证型多以三阳病为主，用药是偏表、偏清降、偏寒凉。而其他各科的病种方面，总体的用药规律也随着年运的不同而有比较大的变化。总体来说，2016年之前用药整体会偏温，之后用方整体多以三阳为主，提示着人是自然的一部分，人体的虚实寒热与自然界五运六气的变化密切相关。这是比较大的规律，而针对每一位个体的患者，却会有虚实寒热的不同，尤其在经典经方这种精准辨证体系指导下的处方用药，也有解表、解肌、和胃法的不同，方药选择也有差别。

3. 先祛邪实后复津液愈发热神倦案

刘某，女，78岁。2018年9月28日入院，住院号：6062×。

主诉：发热1天。

现病史：患者于9月27日下午开始出现发热，最高体温

39℃，伴有恶心不适，遂由家属送至我院急诊就诊。在急诊室呕吐非咖啡色胃内容物1次，发热恶寒。查血常规提示中性粒细胞稍高，淋巴细胞稍低；登革病毒NS1抗原阳性。头颅CT示桥脑、双侧基底节区、双侧放射冠、半卵圆中心及双侧额叶皮质下多发腔隙样脑梗死；侧脑室旁脑白质变性，脑萎缩。胸片提示双肺未见异常。急诊予护胃、补液治疗后，现暂无呕吐，但仍有反复发热、乏力、恶心等不适，为求进一步系统诊疗，遂由急诊拟"登革热"收入我科。

诊查：神清，精神疲倦，嗜睡，乏力，发热恶寒，38.7℃，少气懒言，头痛，恶心，口干，少许口苦，汗不多，纳差，夜尿2次，大便三日未解，平素大便质干。舌红，苔黄干裂，脉浮滑数。下睑暗红，腹满，下肢水气、甲错，手温。

既往史：12年前因阑尾炎于中山市某医院行阑尾切除术，术后恢复良好。既往在我院诊断为"脑动脉狭窄（多发）、颈椎退行性病变（C3～C7椎体缘见骨质增生，C5～C6、C6～C7椎间隙变窄）、脑动脉供血不足、脂肪肝、糖耐量异常"，空腹血糖波动于7～10mmol/L，餐后血糖波动于10～11mmol/L，平时无口服降糖药；高血压病10余年，现规律口服安博维0.15g，日1次，络活喜5mg，日1次，平素血压波动在（130～140）/（80～90）mmHg。

辅助检查：入院后查泌尿系彩超提示双肾、膀胱未见明显异常声像。心电图示窦性心律；ST-T 异常。

西医诊断：①登革热；②高血压 3 级（很高危组）；③脑动脉狭窄（多发）；④颈椎退行性病变（C3 ～ C7 椎体缘见骨质增生，C5 ～ C6、C6 ～ C7 椎间隙变窄）；⑤脑动脉供血不足；⑥葡萄糖耐量试验异常。

中医诊断：发热（太阳阳明合病）。

基础病机：表束，表寒，伤营；太阴伤血，里虚，水饮；阳明里热，里结，里燥，外热。

辨证分析：患者因感受邪毒而起病，头痛、恶心、乏力为表束，恶寒为表寒，精神疲倦、嗜睡为伤营；在里太阴层面，下睑暗红为伤血，纳差为里虚，夜尿 2 次、下肢水气为水饮；阳明层面，口干口苦为里热，大便不解、平素便干、腹满为里结里燥，里热熏蒸于上、津血凝滞则下睑暗红并呈外热手温。综合分析，患者以表为所急所苦。在表有风寒不解，水气停滞；在里有结、热、燥攻冲及与胃津不和失于制化的淡饮互结。考虑表里合病，予解表清里。

处方:《千金》时病表里大热方。

麻黄 12g　　　葛根 12g　　　升麻 12g　　　芒硝 12g（冲服）

大黄 12g　　　寒水石 24g　　生石膏 24g

用法：加水 900mL，煮取 300mL，分 3 次服。

处方分析：此方以麻黄配石膏发散在表的风寒、水气，并清里热；升麻、葛根为半个芍药四物解肌汤，有辛寒解肌、顾护津液之效；大黄配芒硝为半个调胃承气汤，有苦泄清热、咸寒散结之效；寒水石、石膏、大黄三药合配，味辛苦寒，辛解外热及里热，苦泄里热结实，有釜底抽薪之效。

9月29日：患者服上方后，解臭秽大便多次，量多质稀，并呕吐数次胃内容物，无恶心，仍精神疲倦，嗜睡，乏力，已无恶寒，少气懒言，头痛，发热，T39.5℃，口干，少许口苦，多汗，纳差，小便可，夜尿3次。舌红，苔黄，干裂少苔，脉浮滑数。下睑暗红，腹满，下肢甲错，手温。9月29日血常规提示 WBC $1.52×10^9$/L，NEUT%65.1%，PLT $54.0×10^9$/L。

辨证分析：患者表寒得解。现精神疲倦，乏力，恶心呕吐，发热，口干口苦，多汗，服药后大便稀，为三焦不利，里虚及里热攻冲。予小柴胡汤解表清热，降逆和胃。同时患者热伤津液，出现神倦，结合《伤寒论》条文"伤寒解后，虚羸少气，气逆欲吐，竹叶石膏汤主之"，予交替服用竹叶石膏汤清热生津。

处方1：小柴胡汤。

柴胡48g　　黄芩18g　　生半夏24g　　生晒参18g

炙甘草18g　　红枣24g　　生姜18g

用法：加水1000mL，煮取300mL，分3次服。

处方分析：方中柴胡清热并能解表、燮理三焦，半个黄芩

汤（黄芩、炙甘草、红枣）清热和胃，生姜甘草汤（生晒参、
炙甘草、红枣、生姜）补益胃气津液，小半夏汤和胃降逆。

处方 2：竹叶石膏汤。

竹叶 12g　　　生晒参 12g　　炙甘草 12g　　生半夏 24g

麦冬 48g　　　山药 30g　　　生石膏 100g

用法：加水 1000mL，煮取 300mL，分 3 次服。

9 月 30 日：昨日患者服用上两方共 2 剂后，热势较前下
降，今晨体温 38.6℃，仍较疲倦乏力、嗜睡，无头痛及恶心不
适，口干，少许口苦，纳差，夜尿 3 次，大便稀。舌红，苔
黄干裂，脉浮滑稍数。9 月 30 日血常规提示 WBC 1.3×10^9/L，
NEUT%63.8%，PLT 47.0×10^9/L。

辨证分析：患者热峰较前下降，精神疲倦，仍口干、口
苦，大便稀，发热，无恶寒。《伤寒论》："太阳与少阳合病，
自下利者，予黄芩汤。若呕者，黄芩加半夏生姜汤主之。"故
予黄芩加半夏生姜汤清热化饮，和胃降逆。

处方：黄芩加半夏生姜汤。

黄芩 18g　　　白芍 12g　　　炙甘草 12g　　红枣 24g

生姜 9g　　　生半夏 24g

10 月 2 日：服用上方中药 2 剂后，昨日体温最高 37.6℃，
今晨已无发热，精神较前好转，但仍较疲倦，无头痛头晕，口
干，少许口苦，纳一般，眠一般，小便可，大便尚调。舌红，

少苔，脉浮滑。下睑暗红，腹满，下肢甲错，手温。10月1日检查示降钙素原 0.2ng/mL；血常规示 WBC1.09×10^9/L，NEUT0.54×10^9/L，Hb122g/L，PLT31×10^9/L。CRP 未见明显异常。值班医师予甘草泻心汤加减口服。

10月4日：已无发热恶寒，精神仍较疲倦、少气懒言，口干，少许口苦，纳眠一般，小便可，大便二日未行。舌红，少苔，脉浮滑。10月4日血常规示 WBC2.8×10^9/L，NEUT1.15×10^9/L，PLT21.0×10^9/L。复查胸片提示双肺未见明显异常；主动脉硬化。

辨证分析：患者仍精神疲倦、乏力、少气懒言，仍口干，大便二日未行，舌红，少苔。考虑热伤气阴，气津两伤，予竹叶石膏汤口服。

竹叶 12g　　生晒参 12g　　炙甘草 12g　　生半夏 24g
麦冬 48g　　山药 30g　　生石膏 100g

用法：加水 1000mL，煮取 300mL，分 3 次服。

10月8日：近日因血库血小板紧缺，未能输注血小板。患者服用上方中药 5 剂后，精神可，稍乏力，无发热恶寒，口苦口干减轻，纳一般，眠可，二便可。舌红稍润，苔少，脉浮滑。10月7日血常规示 WBC 2.9×10^9/L，NEUT 1.55×10^9/L，PLT 117.0×10^9/L。降钙素原检测及超敏 C 反应蛋白均正常。考虑血小板已明显恢复，予安排出院。出院带药续予 3 剂竹叶石膏汤巩固疗效。出院后 1 周随访，患者均无不适。

按语：登革热为登革病毒经蚊媒传播引起的急性虫媒传染病，与外感邪气不同，中医如何辨证？

（1）虫媒起病，发生的人体虚实寒热病传仍不离六经：从发病的大量登革热患者的辨证来看，仍离不开六经辨证的范畴。六经辨证是对人体感受外邪后引起的津液表里、虚实、寒热的不同变化的病机分辨。疾病的病因可以是外感六淫，也可以由其他虫媒的传播引起，无论是外感，还是虫媒叮咬，从而引起了疾病由表到里的传变，均会引起人体在表里、虚实、寒热方面的失和，从而在气血津液的层面表现出来。我们通过辨别疾病的表里三焦、虚实寒热，就辨别了六经的病性、病位和病态等，判断疾病的病机而处方用药。在临床中，也可见到恙虫叮咬的恙虫病患者，或者因按触带菌羊肉引起的布鲁菌感染患者，均可依据人体表现出来的四诊情况，进行由表到里的虚实寒热的辨证，只不过不同疾病的治疗难度会有比较大的区别。

（2）保胃气、存津液，是恢复人体的关键：登革热最常见的临床表现为发热、皮疹、头痛等，而其检验指标多伴有中性粒细胞的减少，甚至血小板的减少，这两者的减少会增加临床感染及出血的风险。因此，除了发热，这两种指标是重要的监测项目。此患者前期经治疗后至 10 月 2 日发热已缓解，当时中性粒细胞处于低值，至10月4日，中性粒细胞回升，而血小板处于低值。在这个过程中，均是通过纯中医的治疗，未使用升白及升血小板药物，至10月8日复查已基本回升至正常。我们在临床中观察到，重视人体津液的恢复，重视胃气的顾护，是疾病好转的关键。无论是热性病还是虚寒证，在不同的阶段重视顾护胃气或者胃津，往往对人体的恢复有比较大的促进作用，这和许多伤寒大家所述的"保胃气、存津液"的观点是一致的。胃气与胃津，是人体气血生化之源，代表着人体气血在推动、运化、温煦和濡养、滋润不同方面的功效。在经方中，又有生姜甘草汤甘温补益胃气津液，以及芍药甘草汤、麦门冬汤酸甘寒养津顾护津液之别。在阅读此书时，带着胃气津液的概念去思索案例，往往有更加深刻的体会和更大的收获。

五、中西医同治术后脓毒血症高热案

陈某，女，43岁。2018年6月28日入院。住院号：6020×。

主诉：发现子宫增大18年。

现病史：患者2000年3月体检时行妇科B超发现多发性子宫肌瘤，后在妇科行宫腔镜下肌瘤电切术。2013年12月4日复查妇科B超：子宫增大（62mm×58mm×67mm），多发性子宫肌瘤（23mm×19mm，13mm×10mm 等，宫腔内见减弱光团 26mm×25mm×26mm），再行宫腔镜下肌瘤剔除术。2018 年 6 月 26 日来我院复查 B 超：子宫增大（74mm×72mm×65mm），多发性子宫肌瘤（前后壁多个减弱光团，53mm×45mm，22mm×24mm，24mm×21mm，20mm×18mm 等），双附件区未见明显异常。门诊医生建议手术治疗。后收入我院妇科，于 2018 年 7 月 2 日行手术治疗，术程顺利，术后予头孢呋辛钠、奥硝唑静滴预防感染，酚磺乙胺止血，以及补液支持治疗。7 月 5 日凌晨及上午，患者出现寒战发热，体温最高达 38.8℃。急查血常规示 WBC 13.06×10^9/L、NEUT%89.1%，CRP 61.5mg/L。尿常规可见白细胞。予完善血培养。笔者受邀前往会诊。

诊查：神清，精神疲倦，面色偏㿠白、稍潮红，现发热，今晨发热前有寒战，有汗，稍气促，头晕头痛，口唇干燥，无口干口苦，口渴饮水多，周身酸痛，无胸闷心悸，下腹痛，纳一般，眠欠佳，小便灼热，夜尿 2 次，大便 3 次、偏烂。舌暗淡，苔薄腻，脉滑数。下睑偏淡，腹满压痛，甲错，水气，手温。

既往史：2013 年发现右肾盂旁囊肿。

西医诊断：①发热（感染可能性大）；②子宫肌瘤（多发性，术后）；③单纯性肾囊肿（右肾盂旁囊肿）。

中医诊断：发热（少阳阳明太阴合病）。

基础病机：表束，表寒，中风，伤营；太阴伤血，血少，水饮，里虚；阳明里结，里热，外热，外燥，水热。

辨证分析：患者精神疲倦、周身酸疼等四肢百骸的不适为表束，寒战为表寒，有汗为中风，眠欠佳为伤营；太阴层面，纳一般及大便烂、次数多为里虚，夜尿频为水饮，面色㿠白、下睑淡为血少；阳明层面，口唇干燥、口渴饮水多为里热，腹满为里结。患者以寒战发热为所急所苦。在表有风寒不解，津血不能温煦和濡养；在里有太阴水饮与阳明结热攻冲，灼伤津液。此病为表里虚实寒热错杂之少阳病层面，因阳明和太阴层面的矛盾也比较突出，故为少阳阳明太阴合病，选用柴胡为表药的处方。

处方 1：《千金》百痛壮热方。

淡豆豉 48g	生石膏 48g	白芍 24g	柴胡 24g
知母 24g	栀子 24g	黄芩 18g	升麻 18g
苦杏仁 18g	大青叶 18g		

用法：加水 1000mL，煮取 300mL，分 3 次服。

处方 2：《婴孺》寒石柴胡汤。

寒水石 36g	柴胡 12g	栀子 12g	知母 12g
升麻 12g	黄芩 12g	葛根 24g	白芍 12g
甘草 12g	竹叶 24g	苦杏仁 12g	

用法：加水 900mL，煮取 300mL，分 3 次服。

处方分析：上两方中《千金》百痛壮热方偏于苦泄实热，《婴孺》寒石柴胡汤在苦泄中明显加强了濡养津液的功效。

患者当天上午体温再次升高，达41.5℃，予上两方交替服用，一天内服完，次日（7月6日）体温最低降至37.5℃，这一天主管医生也将头孢呋辛钠升级为头孢三代抗感染，后续服2剂寒石柴胡汤后，患者热退。7月7日，患者血培养结果回复，提示大肠埃希菌。考虑为尿源性菌血症，在抗生素联合中药的治疗下，大大缩短了菌血症的发热天数和疗程。

按语：

（1）菌血症中医治疗之我见：脓毒血症／菌血症，是细菌入血引起的一组感染症状，常与泌尿道感染、胃肠感染、胆道感染有关。在临床中，笔者针对此病做了一些观察和尝试。中医治疗菌血症引起的发热比治疗常见的肺部感染、泌尿道感染、病毒感染等引起发热的难度要大很多。此类患者往往正气不足，邪气更易侵入体内。在治疗菌血症的探索中发现，纯中医的治疗短时间能让病情得到好转，患者甚至可以热退10余天无反弹，但从多例临床案例的预后来看，后期反弹的概率比较大，纯中医治愈（指血液中细菌清除）难度相对较大，但也有成功的案例。针对此种血液感染，中西医联合治疗能缩短疗程，提高疗效。这是笔者个人的一些临床体会。随着临证能力的不断提高，未来中医对这类疾病的治愈率也许会有更大的提高。

（2）经方的不同方势是经方不同功效的区别点：此患者选用《千金》百痛壮热方和《婴孺》寒石柴胡汤交替服用，两方在组成药物上有比较多的相同，但整方的功效却有区别。《千金》百痛壮热方中淡豆豉、杏仁以及柴胡、石膏用量的加大，均加强了解表清热、发散表寒的功效；而较大用量的知母、栀子、大青叶、白芍、黄芩等酸苦寒药，其清泄壮热、清泄水热的功效也大大加强。而《婴孺》寒石柴胡汤的解表力及清泄水热的力度相对较弱，却加强了濡养津液的功效。如葛根、竹叶能清热生津补虚，濡养津液，尤适合里热灼伤津液明显（如皮肤甲错、口唇干燥等）的临床情况。这是两个方子的主要区别。

（3）三阳病均有表寒，所选解表散寒药却各不相同：表药的选用是临床取效的关键。就像前面所讲，太阳的表药是麻黄，阳明的表药是石膏，少阳的表药是柴胡。太阳病为感受外邪，邪气和人体津液充斥在表，宜用辛苦温的麻黄苦泄在表凝滞的津液，使邪气得泄，此时若选用石膏、柴胡，不但解表力度不够，而且可能引邪入里。阳明病为里热灼伤津液，出现表证，宜选用辛寒之石膏，既能清热又能解表。这里的表证主要是指以阳明里热为主，出现轻微的表寒证。此时若选用麻黄发散表寒，则不但表寒会因里热的牵制而不解，而且更会耗伤津液，加重里热。少阳病为外有表邪，里有太阴虚、水饮及阳明结热的夹杂（如前所述的典型少阳病的四大病机），多伴有三焦的不利，此时宜选用既能解表、清热，又能燮理三焦的柴胡。这类患者常见先恶寒后发热，甚至寒战高热，伴有口干口苦口渴、小便不利。此时若用麻黄解表，则会加重里虚及里热，出现津液的耗伤而发生病传，故表药的选择是治疗热病的关键！在后续许师讲三阳病发热病传中，有更详细的讲解。

六、肾病综合征伴身肿发热案

黄某，女，71 岁。2018 年 10 月 29 日入院。住院号：6048×。

主诉：反复全身浮肿 4 年余，再发加重伴发热 1 周。

现病史：患者于 4 年余前开始出现全身水肿，尤以下半身为甚，2014 年 6 月到外院就诊，诊断为"肾病综合征 CKDI 期，高血压病 2 级（极高危组）"，经利尿消肿、降低尿蛋白、降压、补钙、护肾等治疗后，全身水肿基本消退，病情好转出院。后患者水肿反复，偶有活动后气促，先后多次于我院住院治疗，经中药调治后，水肿、气促好转出院，后持续门诊治疗，规律服药，水肿情况控制尚可。1 周前，患者受凉后出现发热，颜面及双下肢水肿，由门诊拟"肾病综合征、发热（泌尿道感染）"收入院。

　　诊查：神清，精神疲倦，发热，T38.6℃，恶寒，无汗，全身浮肿，双下肢及脸部明显，全身骨节疼痛，左侧腰膝疼痛明显，偶胸闷心慌、气促，时有咳嗽，咳少许白色泡沫痰，右侧舌面溃疡，疼痛，口干无口苦，纳眠差，入睡难，大便偏烂、日2次，小便量多、夜尿3次。舌淡胖，边有齿痕，苔薄白，左脉浮滑偏数，右脉沉滑数。下睑偏淡，腹满，下肢按肿，手温。

　　既往史：高血压病史4年余，最高血压测得200/100mmHg，目前口服络活喜降压，血压控制可。既往有完全性右束支传导阻滞、高脂血症、中度贫血、低蛋白血症、胸椎退行性病变、痔疮等病史。

　　辅助检查：入院后查尿常规，提示尿白细胞酯酶（++），尿潜血（++），尿蛋白（++），尿白细胞计数91.74/μL，尿红细胞计数10.56/μL。血常规示 WBC 11.57×10⁹/L，NEUT%77.2%，Hb87.0g/L。生化检查示 ALB23.0g/L，Cr169.0μmol/L。胸片未见明显感染灶。

　　西医诊断：①肾病综合征；②发热（泌尿道感染）；③高血压3级（很高危组）；④中度贫血。

　　中医诊断：①水肿（病）；②发热（太阴病-水饮证，风水）。

　　基础病机：表束，表寒，伤营；太阴血少，水饮，里虚；

阳明里结，里热，外热。

辨证分析：患者全身疼痛、浮肿、咳嗽等上焦和表位的不适为表束，恶寒为表寒，入睡难为伤营；太阴层面，下睑偏淡为血少，咯痰、夜尿频、全身浮肿、舌胖为水饮，纳差、大便烂为里虚；阳明层面，腹满为里结，口干、舌面溃疡为里热，手温为外热。综上所述，患者以上焦和表位为所急所苦。在表有风寒、水饮困束不解，津液在表不能温煦、推动和卫外；里有水饮不化，并里热痈脓（病机为水热）。予发散在表之风寒废水，兼顾津血虚少、清利水热。

处方：《外台》麻黄泄黄汤。

麻黄 18g　　生石膏 48g　　生姜 36g　　茵陈 12g

葛根 30g

用法：加水 900mL，煮取 300mL，分 3 次服。

处方分析：方中麻黄配石膏发散风水、表寒；生姜质润多汁，温中散寒化饮，补益津血；茵陈清热利水；葛根顾护津液，兼能解肌。

11 月 4 日：患者服上方后，汗出较前顺畅，体温逐日下降。11 月 3 日复查血常规，提示 WBC8.97×10⁹/L，NEUT%66.7%，Hb83.0g/L。降钙素原 0.141ng/mL。hsCRP76.0mg/L。至今日共服药 6 剂，患者已无发热，汗出较前减少，颜面及双下肢水肿明显消退；偶胸闷心慌气促，偶有泛酸，现偶有咳嗽，咳少许痰，右侧舌面溃疡疼痛明显减轻，仍腰痛，胃纳较前好转，眠仍差，大便偏烂、日 1～2 次，夜尿频。舌淡胖，边有齿痕，苔薄白，左脉浮滑，右脉中取弦滑有力，尺脉略沉。继续守方至 11 月 8 日。

患者精神尚可，腰痛缓解，偶咳，无痰，右侧舌面溃疡愈合，胃纳较前好转，睡眠偏差，大便偏烂，夜尿次数稍多。舌淡胖，苔薄白；左脉浮滑，右脉中取弦滑有力，尺脉略沉。复查血常规示 Hb86.0g/L，余正常。肝功能检查示 ALB24.7g/L，hsCRP15.9mg/L。降钙素原 0.087ng/mL。尿常规示尿白细胞酯酶（+），尿潜血（+），尿蛋白质（++），尿白细胞计数 10.56/μL。考虑病情明显缓解，予安排出院。

七、伤寒遗法小品方治丹毒发热案

王某，女，67 岁。2018 年 7 月 4 日入院，住院号 6062×。

主诉：发热恶寒伴右下肢红疹、右侧腹股沟疼痛 2 天。

现病史：患者昨日上午 10 点开始出现恶寒发热，头痛，周身酸痛，右侧腹股沟区疼痛，口干口苦，偶少许咳嗽，痰少，自服退热药后汗出，发热好转，仍有头痛。今日患者仍发热，遂到我院急诊就诊。予完善胸片、生化各项指标大致正常。血常规示 WBC9.86×10⁹/L，NEUT%88.1%，

NEUT8.69×10^9/L。hsCRP 16.9 mg/L。急诊诊断为淋巴管炎，予抗感染治疗，现为求进一步系统诊治，拟"淋巴管炎"收入我科。

诊查：神清，精神稍疲倦，暂无发热，头痛，恶寒，右下肢红疹，有皮损，痒但不痛，右侧腹股沟疼痛，手足凉，口苦，口淡，欲饮水，有痰，痰少色白黄稀，胸前堵塞感，肠鸣，腰痛，大便偏干，小便频，夜尿 1 次，纳差，眠可。舌暗红，苔白腻，左脉细弦，右脉浮滑弦。左下睑偏淡，右下睑暗红，腹满，下肢水气，手温。

既往史：白癜风史 10 余年。

2018 年 7 月 4 日我院急诊做女性盆腔螺旋 CT 平扫＋三维重建：①肝、胆、脾、胰、双肾、子宫及膀胱未见明显异常；②升结肠多发小憩室；③右侧腹股沟区多发淋巴结肿大，请结合临床；④所见腰椎退行性变，并 L4 双侧峡部裂并椎体Ⅰ度向前滑脱。

西医诊断：①淋巴管炎；②白癜风；③腰椎退行性病变（L4 双侧峡部并椎体Ⅰ度向前滑脱）。

中医诊断：丹毒（太阳阳明合病）。

基础病机：表束，表寒；太阴伤血，血少轻症，水饮，里虚；阳明里热，里结，里燥，外热，外结。

辨证分析：患者头痛、恶寒及腰痛、腹股沟痛等上焦和表位的不适为表束，恶寒、自觉手足寒为表寒；太阴层面，下睑暗红及偏淡为伤血，下睑淡为血少轻症，纳差为里虚，小便频、夜尿 1 次、下肢水气、口淡、有痰为水饮；阳明层面，口苦、欲饮水为里热，大便偏干、腹满为里结里燥，里热熏蒸于上、津血凝滞则下睑暗红并呈外热手温，下肢红疹为外热外结。患者以表为所急所苦。综合分析，在表有风寒不解，水气停滞；在里有热结燥攻冲，及胃津不和失于制化的淡饮互结。治以发散表寒水气，清降阳明结热，濡养津液而利水饮。里虚为胃津虚层面。

处方：《小品》漏芦汤。

漏芦 15g	麻黄 15g	升麻 15g	枳壳 15g
白薇 15g	白蔹 15g	白芍 15g	甘草 15g
大黄 15g	黄芩 15g		

用法：加水 1000mL，煮取 300mL，分 3 次服。

处方分析：方中麻黄配大黄、黄芩、漏芦，变辛苦温为辛苦寒，既可发散外结外热，又不增加里位的热结；含半个芍药四物解肌汤（升麻、白芍、黄芩）解肌清热，濡养津液；同时《本经》谓黄芩"主泄痢，逐水，下血闭，恶疮疽蚀，火疡"，芍药"主邪气腹痛，除血痹，破坚积寒热，疝瘕，止痛，利小便"，两者既能清热、治在里的津液因热凝滞的痹结，又能利小便，尤适用于热结伴有小便不利（水饮）的情况；含枳实芍药散、芍药甘草汤，能理气解表，濡养津液，并除里结；含泻心汤（大黄、黄芩）清降阳明里热，并除热结；白蔹、白薇为治虚劳虚热之要药，能清热补虚。

患者入院当天最高体温为 37.8℃，服用上方 1 剂后，半夜自觉先恶寒，后怕热，至次日热退，诉下肢痒缓解，腹股沟压痛稍减轻，继续服用 3 剂。

7 月 8 日：目前精神一般，近 3 天均无发热，右侧腹股沟压痛缓解，下午 1 点到 7 点左侧头部稍紧痛，右下肢红疹稍退、有皮损、不痒、无红热象，纳眠尚可。服药后大便 5 次、偏烂，小便频好转，夜尿 1 次。舌暗淡，苔薄白；左脉沉细，右脉滑细，双尺弱。复查 hsCRP 8.0mg/L；降钙素原 0.369ng/mL。患者炎症指标回落，考虑患者邪热得以清解，现以中焦胃气虚为主，值班医生予理中汤加减带药出院。

党参 45g　　　白术 15g　　　茯苓 45g　　　砂仁 10g（后下）

生半夏 45g　　桃仁 30g　　　酒大黄 15g（后下）

炮姜 15g

用法：每日 1 剂，加水 1000mL，煮取 300mL，分 3 次服。

随访：患者出院后随访半年，未见丹毒复发，无发热，下肢红疹亦逐渐消退。偶尔疲劳时，有腹股沟淋巴结的轻度疼痛。

　　按语：丹毒为表病，方势应以治表为主，结合里位虚实寒热的病机状态而选方治疗。下面结合此案例，谈谈解表法与皮肤疾病治疗的关系。

　　（1）皮肤病多以表为所急所苦，病机多归属于阳明外结：临床常见的皮肤疾病，如湿疹、银屑病、丹毒、带状疱疹、乳腺炎等，它们都有一个共同的特点是病位在表。因皮肤外周的疾病多以红肿、凸起为表现，与火热关系较大，故多属阳明。基础病机为阳明的外结外热。治法多以辛寒解外，清热散结。

　　"邪在表者，汗而发之"，这是解表法的体现。而汗的方法有多种，辛温法如麻黄配桂枝方，辛寒法如麻黄配石膏方，解肌法如葛根、石膏、芍药类方等。全面评估人体全身的津液状态，是选择合适理法和方药的关键。如果患者是表里皆实、皆热的情况，此时则不可用辛温补益的桂枝，因为"桂枝下咽，阳盛则毙"，桂枝不但助里热，更助外热，从而更耗津液，此时适合麻黄配大黄（石膏、黄芩）的处方，如漏芦汤、阴旦解肌汤、知母解肌汤、《外台》麻黄泄黄汤、百合前胡汤、越婢汤等。在把握整体方势向表的情况下，结合里位津液虚的状态及水饮的情况可选用不同的处方，如阴旦解肌汤用麻黄配黄芩、芍药、葛根等，所治以阳明结热伴津液虚不能濡养为主；知母解肌汤用麻黄配石膏、葛根、知母，其所治在水热的层面加重了；《外台》麻黄泄黄汤用麻黄配石膏、生姜、葛根、茵陈，所治除了津液虚及水热的层面，里位津液虚寒的层面也比较明显了；漏芦汤源于《小品方》，《千金要方》收录后，谓"主痈疽发背，丹毒恶肿，时行热毒，发作赤色，瘰疬初发，头目赤痛，暴生障翳，吹奶肿痛，一切无名恶疮"，此方以麻黄配苦寒法弥补了《伤寒论》中治疗外科痈疽发背、丹毒等疾病的不足，大大丰富了经方的理法和方药。

上面略举方剂以说明临床各层面病机的不同，直接影响了处方的选择，通过举一反三而对不同经方有更深刻的认识。

（2）少阳法、厥阴法、酸温法，是里位病机突出情况下的解表法：当然，并非皮肤病就一定用麻黄解表。当表的病机存在，而里位津液的虚实、寒热夹杂时，如果判断当下的病机用麻黄解表可能加重里位的虚实、寒热，那么柴胡＋解肌法、厥阴的前胡法会是更好的选择，如《千金》百痛壮热方、葛根八物解肌汤、寒石柴胡汤、前胡升麻地黄汤等，均在里热津虚的病机上兼顾了表位的失和，大家可以结合各方的方干组成反推疾病病机层面的不同，更好地指导临床。

另外，还有整体虚寒、局部结热的情况，临床可见到皮肤局部的结和热，但详细辨别后，患者形寒怕冷、手凉、下睑淡，多方面的四诊资料指向人体的津血虚不能涵养，致结热外郁。此时，不能过用发散，经方中的酸温法能补益、解表、除热，可以兼顾这方面的病机，如黄芪小豆白蔹牡蛎汤、赤小豆当归散、黑豆生姜酸浆汤等。总之，法无定法，临床只是以哪部分病机更常见而已，务必细辨人体津液、胃气之虚实、寒热，精准用方，方能不伤胃气，不过度耗伤津液。

八、肠道感染反复发热案

梁某，女，75 岁。2018 年 5 月 16 日入院。住院号：6077×。

主诉：反复发热 11 天。

现病史：患者 2018 年 5 月 4 日晚出现头痛及失眠，次日开始出现发热恶寒，体温最高 37.9℃，伴有痰，量少质黏难咳，头痛，周身酸痛。患者未进一步系统诊治，至 5 月 8 日仍有反复发热，遂来我院急诊就诊。查血常规未见明显异常；尿常规示尿潜血（+++），尿蛋白质（+），尿酮体（+），尿胆原（+++），予退热及中药汤剂治疗。患者服药后体温暂可下降至正常，但仍反复发热，于 5 月 12 日又来我院急诊就诊。复查血常规仍未见明显异常。尿常规示尿潜血（++），尿蛋白质（±），尿胆原（-）。急诊生化示低钠低氯；降钙素原 0.64ng/mL。胸片示主动脉硬化；双肺未见异常。急诊予复方金钱草颗粒口服及热毒宁注射液静滴以清热解毒退热，治疗后体温暂时可退，后仍反复发热，遂于 5 月 14 日再次至我院急诊复诊。复查血常规正常。尿常规示尿潜血（+）；凝血示 DDi

3.95mg/L FEU，FDP 21 mg/L。血气分析、急诊生化未见明显异常。肝功能检查示 PA 92mg/L，ALT 62U/L，AST 64U/L。hsCRP 57.2mg/L。血沉、胰腺炎二项、肌钙蛋白、BNP、甲功五项、甲型和乙型流感病毒抗原、结核抗体、呼吸道病毒抗原、肥达试验、自免 12 项均未见异常。全胸 + 全腹 CT 示胸部 CT 平扫未见异常；轻度慢性胆囊炎；右侧附件囊肿；右中腹部回盲部周围改变，考虑慢性炎症，请结合临床。急诊予左氧氟沙星、头孢曲松钠、奥硝唑静滴抗感染，布洛芬退热等治疗。经治疗后，患者仍有反复发热，为求进一步系统诊疗，遂拟"发热（查因）"入住我科。

诊查：神清，精神疲倦，发热恶寒，T38.4℃，有汗，早晨及傍晚自觉发热明显，四肢乏力，口干欲饮，纳差，睡眠一般，大便每日 1 次、偏烂，小便黄，无尿频急痛，夜尿 2 次。舌淡暗胖，中有裂痕，苔黄厚，脉浮细滑。下睑淡，腹稍满，下肢甲错、水气，手温。

辅助检查：入院后查粪便常规，粪便内可见大量真菌孢子；单纯疱疹病毒抗体 IgM 阳性，单纯疱疹病毒 Ⅱ 型抗体 IgM 阳性。5 月 19 日急诊血培养结果回报：血培养及厌氧菌培养未见细菌生长。

中医诊断：发热（少阳中风）。

西医诊断：①感染性发热（肠道真菌感染可能性大）；

②慢性胆囊炎；③卵巢囊肿（右侧附件囊肿）；④回盲部炎症（右中腹部回盲部慢性炎症）；⑤肝功能异常。

基础病机：表束，表寒，中风，伤营；太阴伤血，血少，里虚，水饮；阳明里热，里结，外热，外燥。

辨证分析：患者发热、四肢乏力为表束，恶寒为表寒，有汗为风邪疏泄的中风，失眠一般为伤营；太阴层面，睑淡为伤血、血少，大便烂及纳差为里虚，夜尿多为水饮；阳明层面，腹满为里结，口干欲饮为里热，手温为外热，下肢甲错为外燥，苔黄厚为里有邪实之表现。追问病史，患者近期担心体虚，时炖补品，如高丽参、灵芝等炖鸡食用，以致起病。现以表的风邪疏泄，里位阳明的结热攻冲和太阴水饮为主，为既有表又有里，既有太阴，又有阳明之少阳证，故为少阳中风。

处方：《婴孺》寒石柴胡汤。

寒水石 36g	柴胡 12g	栀子 12g	知母 12g
升麻 12g	黄芩 12g	葛根 24g	白芍 12g
甘草 12g	竹叶 24g	苦杏仁 12g	

用法：加水 900mL，煮取 300mL，分 3 次服。

5月18日：上方服2剂，热势下降，37.7℃，整体热势不超过38.0℃，稍恶寒，口干欲饮，四肢乏力，有汗出，以上半身明显，纳差，眠改善。服药后腹痛排水样便，泻后痛缓解，小便黄，夜尿1次。舌淡暗胖，苔黄厚腻，中有裂纹，脉浮弦滑有力。下睑偏淡，腹稍满，下肢甲错、水气，手温。考虑里热伤津，予竹叶石膏汤。

竹叶 12g　　生石膏 100g　党参 20g　　麦冬 48g

生半夏 24g　　炙甘草 12g　山药 30g（代粳米）

用法：加水 1000mL，煮取 300mL，分 3 次服。

5 月 19 日：患者服 1 剂，现低热，热峰在 37.5℃，微恶寒，四肢末端稍麻木，口稍干，无口苦，纳一般，疲倦欲寐，眠可，昨日解黄烂便 3 次，小便黄，夜尿 1 次。舌暗胖，有瘀斑，苔微黄腻，中有裂痕，脉弦滑。予《外台》石发烦渴方解肌清热化饮。

茯苓 18g　　生石膏 18g　枳壳 18g

用法：加水 600mL，煮取 300mL，分 3 次服。

处方分析：方中石膏解肌清热，茯苓化饮，枳壳酸苦寒，《本经》谓主"大风在皮肤中如麻豆苦痒，除寒热结，止痢，长肌肉，利五脏，益气轻身"，能补虚、解表、化饮。

5 月 23 日：患者服上方 4 剂，疲倦乏力改善，口干欲饮改善，但下午 3 时，体温仍有 37.5℃左右，饮热后汗出，前两天行走时左下肢有牵拉酸痛感，现已消失，畏寒，纳差改善，眠可，昨日大便 1 次、质烂，小便黄，无尿频急痛，夜尿 1 次。舌暗胖，有瘀斑，苔黄腻消退过半、中有裂痕；脉弦滑有力。下睑淡，腹稍满，下肢甲错、水气，手温。

辨证分析：患者下午体温升高。《伤寒论》云："日晡所发热者，属阳明也。"患者饮热汗出，口干欲饮，小便黄，考虑为阳明里热灼伤津液，然而患者睑淡、畏寒，乃津血在表不能濡养及温煦，予芪芍竹叶石膏汤。

黄芪 12g　　白芍 12g　　茵陈 12g　　淡豆豉 12g

淡竹叶 6g　　麦冬 6g　　生石膏 24g

用法：加水 900mL，煮取 300mL，分 3 次服。

处方分析：方中黄芪甘温补益、温煦表位之津液，白芍、麦冬养津，石膏解肌清热，茵陈清热利水。

5 月 25 日：患者服 2 剂，每至下午低热，昨日下午 3 时体温为 37.5℃，仍稍畏寒，大便烂，无口干欲饮，夜尿 1 次。舌暗胖，有瘀斑，苔薄腻，中有裂痕，脉弦滑。下睑淡，腹稍满，下肢甲错、水气，手凉。复查血常规未见明显异常；降钙素原 0.3ng/mL；hsCRP 32mg/L。

辨证分析：患者仍有低热，欲饮水情况已不明显，现手凉，畏寒，大便烂，睑淡。考虑太阴里虚、水饮伴表寒不解，予竹叶汤。

葛根 18g　　红枣 30g　　生姜 30g　　党参 6g

炙甘草 6g　　黑顺片 6g　　桂枝 6g　　桔梗 6g

防风 6g　　竹叶 6g

用法：加水 800mL，煮取 300mL，分 3 次服。

处方分析：方中含桂枝去芍药加附子汤，以温少阴，解表邪；生姜甘草汤以补益胃气津液，制化水饮；竹叶清养津液；葛根、桔梗辛寒清阳明热，以防阳明化热转实，并助解表。

5月28日：患者服上方3剂后，神清，精神可，已无发热，口稍干，稍怕冷，纳眠可，大便昨日1次、偏烂，小便可，夜尿1次。舌暗红，苔薄白，中有裂痕，脉弦滑。辅助检查hsCRP 16.2mg/L，血常规正常，粪便常规正常。考虑患者经治疗后已无明显发热，复查C-反应蛋白较前明显下降，粪便常规已正常，继予竹叶汤以温化太阴、解表寒。

5月30日：患者无发热恶寒，整体情况可，予守方，带药7剂出院。后随访无发热反复。

按语：表里之辨，是调整经方思路、方势由里趋表的关键。

本案的治疗过程较为曲折，而表与里之辨、太阴与阳明之辨却贯穿始终。患者初始以结热、水热伴表寒为表现，治疗后阳明的结热明显好转，但后期仍时有低热。通过对畏寒、便溏、睑淡等辨证，考虑第一层病机已由以阳明为主的结热转变为以太阴为主的虚寒水饮伴表寒不解，这也是对阳明和太阴以阴阳分类的进一步诠释。在对病机的分类中，以阴阳二分法，偏阳、偏实、偏热的归属阳明，而偏阴、偏虚、偏寒者属太阴，故里结、里热、里燥、外热、外结、外燥归于阳明，而偏阴的血病、伤血、血少，水饮、里虚、里寒属太阴。在临床中，太阴为本，阳明为标，阳明的结热得以清降后，太阴的虚、饮往往成为更明显的病机点。因此，动态辨别主要病机（第一层病机）的变化，及时调整方案，才有利于邪气出表，治愈疾病。

九、甲流咳嗽案

叶某，女，85 岁。2019 年 3 月 14 日入院。住院号：6084×。

主诉：发热伴咳痰 3 天。

现病史：患者 3 天前受凉后出现发热，伴恶寒，咳嗽咳痰，咳白色稀白痰，体温 38.8℃，遂至我院急诊就诊。查血常规示 WBC8.0×10^9/L，NEUT%75%。血气分析示 pH7.48，$PaO_2$60.6mmHg，$PaCO_2$34.1mmHg；流感 A+B 流感抗原示甲流病毒抗原（+）；胸片示双肺感染，双肺多发慢性炎症，纤维灶。CRP 103mg/L。诊断为"甲流、肺炎"，予热毒宁清热解毒、布洛芬退热、补液等对症处理后，患者症状改善，发热暂退，但仍咳嗽咯痰明显。现为求进一步治疗，拟"甲流、肺炎"收入我科。

诊查：神清，精神疲倦，暂无发热，恶寒，咳嗽、咯白黏痰，痰不易咳，时有胸闷气促，腹胀满，纳差，夜眠差，大便每日1～2次，小便尚可，夜尿3次。舌暗，苔白，左脉浮弦，右脉浮滑。下睑偏淡，腹满，下肢甲错、袜痕，手温。

西医诊断：①甲流；②肺炎。

中医诊断：发热（太阳阳明太阴合病）。

基础病机：表束，表寒，伤营；太阴血少，里虚，水饮；阳明里结，外燥，外热。

辨证分析：患者外感起病，上焦表位的咳嗽咯痰、恶寒等主要不适为表束，恶寒为表寒，眠差为伤营；太阴层面，下睑偏淡为伤血、血少，大便2次为里虚轻症，夜尿3次、轻度袜痕分别为水饮之淡饮及溢饮；阳明层面，手温、发热为外热，甲错为外燥。综合分析，患者在表有风寒不解，水饮停滞，在里有淡饮及结热攻冲上逆。治以解肌清热，养津除饮。结合手温、发热、甲错的情况，患者里虚为胃津虚层面。

处方：知母解肌汤。

麻黄12g　　知母18g　　生石膏18g　　葛根18g
甘草12g

用法：加水900mL，煮取300mL，分3次服。

处方分析：方中半个麻杏石甘汤解表清热化饮，知母清热除水，葛根辛寒解肌、养益津液，全方共奏解肌清热、养津除饮之效。

3月17日：患者服药4剂，咳嗽已缓解九分，无明显咯痰，无发热，饮水不多，纳眠较前好转，大便成形、日 1 次，夜尿 2 次。舌暗，苔白，脉浮细。复查 CRP 24mg/L。予守方 3 剂带药出院。1 周后随访，患者服完 3 剂后，恶寒发热、咳嗽等情况均无反复。

十、急性乳腺炎反复高热案

尹某，女，29 岁。2018 年 5 月 17 日入院。住院号：6077×。

主诉：产后 2 月余，右乳反复红肿疼痛 1 月余。

现病史：患者 2018 年 2 月 25 日顺产一婴孩，产后母乳喂养，间断乳汁淤积史。1 月余前开始出现右乳下方肿物，伴局部红肿热痛，无发热，当时患者自行用蒲公英外敷等处理（具体不详），症状无缓解。后开始出现发热，体温最高 38.3℃，遂于当地医院就诊。自诉行抗生素治疗 5 日（具体情况不详），经治疗后患乳局部疼痛较前减轻、发热退，但局部肿物无缓解，遂于我院门诊就诊。门诊医生考虑右乳腺炎，给予中药口服及外用治疗。昨日患者自觉右乳肿痛较前加重，遂由门诊拟"右乳腺炎"收入我院乳腺科。入院后，5 月 18 日予行乳腺脓肿切开引流术，5 月 23 日开始发热，体温最高达 39.7℃，右乳术口分泌物提示金黄色葡萄球菌，遂予激素抗炎、左氧氟沙星抗感染。5 月 24 日体温仍有 39.3℃，傍晚受邀会诊。

诊查：患者神清，精神一般，发热恶寒，右乳肿痛，伴有少许脓褐色分泌物，皮肤潮红伴绷紧感，左乳无明显不适，口苦口干，饮水不多，汗不多，下肢散在皮疹，纳眠差，大便调，小便较频，稍灼热。舌红，苔黄微腻，脉弦滑数。下睑淡红，腹满，手温。

西医诊断：急性乳腺炎（右乳，哺乳期）。

中医诊断：乳痈（太阳阳明合病）。

基础病机：表束，表寒，伤营；太阴水饮，里虚；阳明里结，里热，外热。

辨证分析：右乳的不适、下肢皮疹为表束，恶寒为表寒，眠差为伤营；太阴层面，小便较频、右乳肿处局部的渗出为水饮，纳差为里虚；阳明层面，口干口苦为里热，腹满为里结，乳房肿物、灼热，下肢皮疹为外热外结。考虑表有风寒不解，阳明里热外热互结，予解肌清热透疹。

处方：深师三黄石膏汤。

麻黄 18g　　黄连 12g　　黄芩 12g　　黄柏 12g

生石膏 12g　栀子 12g　　淡豆豉 48g

处方分析：方中麻黄配石膏、黄芩、黄连、黄柏，辛温、苦寒合化为辛苦寒，辛以散结，寒以清热，苦以泄实并燥湿化饮以除痈脓；栀子配豆豉为苦寒配酸温法，合化为酸寒，以清热、解表、健胃、除湿化饮。

患者服上方 1 剂后，次日体温正常，右乳局部红肿疼痛较前稍减轻，守方续服 1 剂。

5 月 26 日：上午患者再次发热，38.9℃，全身散在皮疹，瘙痒，无恶寒，口干口渴，右乳局部及腋下仍有肿痛，挤压后见少许褐色渗液，胸闷，困倦，大便尚调，小便频，纳差，眠一般，舌暗红，苔腻稍黄、中有裂纹，脉浮滑数。下睑淡红，腹满，手温。考虑患者邪气外透，同时里热仍炽盛，灼伤津液，予辛寒解肌清透为法。

处方 1：芍药四物解肌汤。

升麻 24g　　　葛根 24g　　　黄芩 24g　　　白芍 24g

处方 2：竹叶石膏汤。

竹叶 12g　　　生晒参 12g　　　炙甘草 12g　　　法半夏 24g

麦冬 48g　　　山药 24g　　　生石膏 100g

用法：两处方分别煎好后，交替服用。

处方分析：芍药四物解肌汤中升麻，是续命类方中的表药之一。《本经》谓其"气平微寒，味苦甘，无毒，主解百毒，杀百精老物殃鬼，辟瘟疫、瘴气、邪气、蛊毒"。《名医别录》谓其"主解毒入口皆吐出，中恶腹痛，时气毒疠，头痛寒热，风肿诸毒，喉痛口疮"。其能解表升清散邪，清热辟秽解毒。葛根能解肌散寒，濡养津液。半个黄芩汤（黄芩、白芍）清热并能濡养津液。竹叶石膏汤中石膏辛寒解肌透热；生晒参益气生津；甘草、山药益气和中，顾护胃气津液；半夏化饮；麦冬甘寒养津，能治"胃络脉绝，羸瘦短气"，最适合用于热邪灼伤津液的胃津不足。

5月27日：患者发热已退，精神改善，皮疹较前稍退，口干口渴减轻，右乳局部及腋下肿痛明显减轻，舌暗红，苔腻稍黄，中有裂纹，脉浮滑稍数。予《千金》阴旦解肌汤解肌养血清热。

处方:《千金》阴旦解肌汤。

麻黄 6g　　葛根 24g　　黄芩 12g　　白芍 12g

炙甘草 12g　红枣 24g

处方分析：此方可看作葛根汤去桂枝、生姜，加黄芩而成。葛根汤是以阳旦法桂枝＋麻黄的解肌汤，而此方去桂枝、生姜后，演变成以阴旦法黄芩＋麻黄的阴旦解肌汤。

5月30日：患者服上方3剂后，皮疹基本消退，无明显瘙痒，右乳局部及腋下无肿痛，面目稍浮肿及面部红斑，少许皮疹，舌暗红，苔腻稍黄、中有裂纹，脉浮滑稍数。下睑偏淡，腹满，手稍凉。考虑里邪渐退，且里热较前平复，现以表之风水为主，予发散风水。

处方：越婢汤。

麻黄 36g　　石膏 48g　　生姜 18g　　红枣 30g

甘草 12g

用法：加水 1000mL，煮取 300mL，分 3 次服。

处方分析：麻黄配石膏发散风水，生姜、红枣、甘草顾护胃气津液。

6 月 1 日：患者服 1 剂后，可见汗出，面部浮肿消退，红斑变浅，大便未解，口干口渴，余同前。予百合前胡汤口服。

处方：百合前胡汤。

百合 30g　　前胡 9g　　　麻黄 9g　　　葛根 12g

生石膏 18g　麦冬 24g

处方分析：百合、麦冬甘寒养益津液，且百合为百合病虚热养津之要药，麻黄合前胡发散在表之水气，葛根、石膏辛寒解肌、养益津液。全方共奏养津液而解表之效。

6 月 4 日：上方服 3 剂，患者皮疹基本消退，无明显瘙痒，右乳局部及腋下无肿痛，面目浮肿及红斑已不明显，无口干口苦，无口渴，少许皮疹，闷热时少许瘙痒，舌暗红，苔薄腻，中有裂纹，脉滑。下睑偏淡，腹满，手稍凉。患者病情已缓解，目前表郁轻微，予桂枝二越婢一汤带药出院。

处方：桂枝二越婢一汤。

桂枝 4g　　　白芍 4g　　　生姜 6g　　　红枣 9g

炙甘草 4g　　麻黄 4g　　　石膏 6g

处方分析：此方为桂枝汤与越婢汤合方。取桂枝汤补益胃气津液，解表散邪；取越婢汤中麻黄配石膏，解表清热散结。此方尤适用于里位情况较安和，以表为所急的结热轻症。

出院后 1 个月微信随访，患者乳腺均无不适，无皮疹，仅有产后容易脱发症状。

经典经方辨治内科疾病

一、肺炎咳嗽

1. 从厥阴论治面黄血少咳嗽案

侯某，女，64 岁。2018 年 5 月 11 日入院。住院号：0188×。

主诉：咳嗽咳痰 1 周。

现病史：患者 1 周前开始出现鼻塞、咳嗽、咯黄痰，无咯血，自觉呼吸欠顺畅，少许头昏，自行服用头孢（具体不详）及生姜红糖水后无明显缓解，后咳嗽逐渐加重。今日咳嗽明显，鼻塞加重，遂来我院急诊就诊。查胸片示双下肺炎症，血象不高。诊断为肺炎，当天由急诊拟"肺炎"收入我科。

诊查：神清，精神疲倦，面色萎黄，平素情绪焦虑紧张，呼吸稍促，间断咳嗽咯黄痰，鼻塞，无恶寒发热，手足末端麻木，口干，无口苦，大便干结、日 1 次，夜尿 1 次，纳眠可。舌淡嫩无苔，脉细弦滑。下睑偏淡，腹按满，下肢甲错，手偏凉。

既往史：鼻咽癌放疗后 10 余年，高血压 3 级病史 6 年。

西医诊断：①肺炎（双下肺）；②高血压 3 级（高危组）；

③鼻咽恶性肿瘤（放疗后）。

中医诊断：咳嗽（厥阴中风）。

基础病机：表束，表寒，伤营；太阴血少，水饮；阳明里结，里热，里燥，外燥。

辨证分析：患者咳嗽咯痰、鼻塞、呼吸稍促等上焦的不适为表束，手凉为表寒，手足末端麻木为伤营；太阴层面，下睑偏淡、面色萎黄、舌淡嫩为血少，咯痰、夜尿、鼻塞为水饮；阳明层面，腹按满为里结，口干为里热，大便干结为里燥，肌肤甲错为外燥。综上所述，患者面色萎黄，津血偏虚少，现以上焦为所急所苦，在表有风寒不解，废水困束，津液不能温煦、推动和卫外，里有水饮并伴有较轻的里热互结。属表里虚实、寒热错杂并偏阴、偏虚之厥阴病，且以表为所急所苦，故为厥阴中风，选用前胡为表药的处方。

处方：《千金》前胡桂枝汤。

竹叶 12g	北前胡 24g	黄芩 9g	生半夏 12g
生晒参 9g	生姜 9g	炙甘草 6g	桂枝 9g
白芍 9g	大枣 12g	当归 12g	

用法：加水 1000mL，煮取 300mL，分 3 次服。

处方分析：此方为柴胡桂枝汤之变方，易柴胡为前胡，加强了解表、化饮、和胃的功效，加竹叶清热生津补虚，当归养益、温润津血。

患者服 5 剂后，咳嗽基本缓解，无明显鼻塞，偶有白痰，稍咽痒，大便隔天 1 次、质软成形，小便夜尿 1 次。舌淡嫩无苔，脉细弦滑。继续服用 2 剂。

5 月 19 日：神清，精神尚可，已无咳嗽及咯痰，无鼻塞，咽痒改善，无流涕，无气促，纳眠可，大便隔天一行，今晨大便 1 次、质软成形，小便夜尿 1 次。舌淡嫩无苔，脉细弦。

辨证分析：大便隔天一行，里位的津液尚不足，予调方为桂枝加芍药汤（桂枝 18g，白芍 36g，生姜 18g，大枣 24g，炙甘草 12g）带药出院。因患者情绪较焦虑，担心射线辐射，故未复查胸片，后来门诊调理体质时随访，已无明显不适。

按语：厥阴病相对于少阳病的病机来说，津血虚的层面（血证）会比火证突出。此案津血虚的表现，有面色萎黄、舌淡嫩及伴有津血虚不能濡养、不能温煦的肢体麻木、手凉。下面结合此案，谈谈前胡桂枝汤的病机与临床应用。

（1）厥阴与少阳均为半病，有阴阳之分：在前面的理论体系介绍中已经提到，少阳病是半表里半寒热半虚实之偏于阳者，其表之正药为苦寒除火并能解表之柴胡，少阳中风的代表方为柴胡桂枝汤或者小柴胡汤；厥阴病是处在少阳病之对面，是半表里半寒热半虚实之偏于阴者，其表之正药为苦平除饮并能解表之前胡，厥阴中风的代表方为前胡桂枝汤。因厥阴层面在太阴津血虚少、虚寒或者虚热层面较少阳明显，故此方与柴胡桂枝汤相比较，易清热为主的柴胡为化饮为主的前胡，并加当归温润养益津血，加竹叶清热（津血虚则易生虚热）生津补虚。

（2）以方机对病机，一方广用：因方中前胡能解表化饮，黄芩汤清热濡养津液，小半夏汤降逆化饮，桂枝甘草汤辛温解表、甘温补益推动在表之津液，竹叶生津补虚，当归温润津血，故此方能解表化饮、健胃和中、清热补虚。在临床中表现的症状，如鼻塞、咯痰、下肢袜痕、卧蚕、面目浮肿等，均可归为在表的水饮范畴，只要符合此方病机的病证均可使用。笔者曾用此方，4 天治愈了高龄外感咳喘的患者、咳嗽缠绵多个月反复难愈的患者、颈椎病眩晕的患者；还用此方两周，治愈了副银屑病反复瘙痒、皮肤头皮大量脱屑，多年难愈的患者，治疗后瘙痒、脱屑均缓解。在临床中，以方机覆盖病机，能达到一方广用之效果，这也是经典经方为何能通过几百首处方的原方不加减，广泛治愈各系统病证的原因。更具体的分析可参考笔者发表的文章——"经方'方机–病机'相应临证思路探析"（《中国中医急症》，2021 年第 12 期）。

2.《千金》小方治咳嗽伴喘促腹痛案

梁某，女，91 岁。2018 年 1 月 9 日入院。住院号：0170×。

主诉：咳嗽咯痰伴气促 1 周，上腹部痛 5 天。

现病史：患者于 1 周前出现咽痛，自行服用中成药后开始出现咳嗽咯痰，痰质黏稠色白，仍咽痛，呼吸气促。5 天前，患者觉上腹部疼痛，呈胀痛，出汗多，无恶寒发热，无胸闷胸痛，经休息不能缓解，遂由家属送至我院急诊就诊。症见咳嗽咯痰，气促，可平卧，精神疲倦，中上腹持续性胀痛。查血常规示 WBC $13.32 \times 10^9/L$，NEUT%84.9%。胸腹部 CT 示双肺慢性炎症，肺气肿，肺大泡形成；胸主动脉硬化，冠状动脉硬化；胆囊结石，慢性胆囊炎；左肾小结石。急诊予罗氏芬、奥硝唑抗感染，兰索拉唑护胃，并予多索茶碱、沐舒坦解痉平喘、化痰等对症治疗后，患者仍有咳嗽咯痰、气促，上腹胀痛。现患者为求进一步系统诊治，遂由急诊拟"肺炎、腹痛"收入我科。

诊查：神清，精神疲倦，咳嗽咯痰，痰多白黏，夜间气促，伴上腹部疼痛，嗳气，汗多怕热，无发热恶寒，左踝疼痛，无红肿热，口干口渴，咽痛，喜饮冷水，口苦，纳眠差，发病以来未解大便，平素大便偏硬，小便频。舌暗有瘀斑，中有裂纹，苔腻微黄，脉细滑。下睑红鲜，腹满压痛，下肢轻度甲错，手凉。

既往史：高血压 3 级（很高危组），心律失常（频发房性早搏、短阵房速），下肢动脉硬化闭塞症（双下肢）等病史。

西医诊断：①肺炎；②胆囊结石伴慢性胆囊炎；③高血压 3 级（很高危组）；④心律失常（频发房性早搏、短阵房速）；⑤下肢动脉硬化闭塞症（双下肢）。

中医诊断：肺热病（太阳阳明太阴合病）。

基础病机：表束，表寒，中风，伤营；太阴伤血，水饮，里虚；阳明里结，里热，里燥，外燥，外热。

辨证分析：患者咳嗽咯痰、气促、咽痛、左踝疼痛等上焦和表位的不适为表束，手凉为表寒，汗多为中风，眠差为伤营；太阴层面，下睑红鲜为伤血，咯痰、小便频为水饮，纳差为里虚；阳明层面，腹满压痛为里结，口干口苦口渴为里热，平素大便硬为里燥，肌肤甲错为外燥，怕热为外热。综上所述，患者以上焦及里位为所急所苦，在表有风寒不解、上焦水饮停滞，里有淡饮伴燥热互结，攻冲于上。为表里合病，治以发散风寒水饮，通降阳明结热。

处方：《千金》大黄五味子汤。

麻黄 6g	桂枝 6g	干姜 6g	炙甘草 6g
紫菀 6g	款冬花 3g	细辛 3g	五味子 12g
大黄 18g	当归 12g	生晒参 6g	

用法：加水 1000mL，煮取 300mL，分 3 次服。

处方分析：此方方干主要为半个小青龙汤（麻黄、桂枝、干姜、炙甘草、五味子、细辛）和大黄甘草汤，具有解表散寒化饮、通降阳明燥热之效，加当归养益津血，紫菀、款冬花润肺化饮止咳，生晒参益气生津。

1 月 12 日：患者服药 3 剂，第 1、2 剂时患者夜间仍咳嗽明显，当时带教的进修医师和学生们都怀疑，这个如此小剂量的方能不能取效啊？而笔者作为带教老师，考虑到实践一种全新的理法，无论如何，应坚守一段疗程。患者服完第 3 剂后，夜间咳嗽明显缓解，得以安眠。今晨有短时间阵咳，后未见咳嗽，气促减轻，今晨解大便1次、质硬，腹痛减轻。守方服至1月15日，患者咳嗽基本缓解，无气促，大便通畅，腹痛缓解，口干口苦口渴明显改善，予调《千金》前胡桂枝汤。

1月17日：神清，精神可，无咳嗽咯痰气促，无上腹部压痛，口干口渴减轻，喜饮水，纳眠可，小便调，大便烂，舌淡暗，苔微腻微黄，脉细滑。予守方，安排出院。出院后1个月随访，患者均无咳嗽气促等不适，平素大便硬较前改善。

按语：此案患者虽无恶寒表现，但手凉所表现出来的表寒，提示表位有寒邪困束、津血不能温煦的病机存在，只有表解，咳喘方能痊愈。

此案用方来源于《千金要方》，以下从《千金》大黄五味子汤方机延伸来谈谈《千金方》理法的价值。

（1）宋本《伤寒论》为残本，阴旦法相对缺失：由于历史的原因，《伤寒论》在流传过程中，并未能完整地保存下来，直至北宋校正医书局成立，由孙奇、林亿等校定、刊行《伤寒论》，结束了从汉末至宋共800余年传本歧出、条文错乱的局面。但细读书中内容，其经方多以阳旦方阵（桂枝类方）为主，而阴旦方阵（黄芩类方）相对缺失。许师常说，孙真人《千金要方》《千金翼方》补遗了《伤寒论》许多理法上的缺失，在这两本书中，有前胡方、建中方、续命方、阴旦方等系列方阵，经许师考证，和仲景的理法渊源颇深，而阴旦方阵的补充，更充分弥补了《伤寒论》中阴旦方阵的不足。

（2）阴阳配伍命名法，是仲景经方的重要特征：《辅行诀脏腑用药法要·二旦六神大小汤》谓"外感天行，经方之治，有二旦、六神、大小等汤，昔南阳张机依此诸方，撰为《伤寒论》一部，疗法明悉，后学咸尊奉之"，在《伤寒论》《金匮要略》中，阴阳二旦方、（左）青龙汤、（右）白虎汤、大小柴胡汤、大小承气汤、大小建中汤等，已呈现了仲景对经方采用阴阳配伍命名法的规律。而在仲景书籍中，对经方配伍的方势也有这种规律。石膏与大黄，作为阳明法中不同药势的方药代表，我们可以见到桂枝与大黄的配伍，如桂枝加大黄汤、厚朴七物汤、柴胡加龙骨牡蛎汤；桂枝与石膏的配伍，如竹皮大丸、白虎加桂枝汤；柴胡与大黄的配伍，如大柴胡汤、柴胡加龙骨牡蛎汤。但柴胡与石膏配伍的经方并无呈现。而《千金》百痛壮热方，作为柴胡配石膏的代表，在急性热病中疗效确切（具体详见感染性发热医案）。麻黄类方中，麻黄与石膏配伍的方阵非常常见，如大青龙汤、越婢汤、麻杏石甘汤等，但麻黄与大黄配伍的经方却未见呈现，虽然很多经方家，经过平常的临床实践和不断的经验积累，在临证中通过适当的加减可以达到相应的效果，但对于广大的中医学习者来说，从历史的经方中探析经方的配伍组成，往往能从中学习到一系列的理法，从而在医途中少走弯路。正如《千金》大黄五味子汤，也展示了代表性的理法突破。其中麻黄配伍大黄代表着表位风寒废水的困束及里位（或里位同时伴表位）存在结热或燥热的表里两层病机，此种配伍的方剂常常能在急性热病中屡起沉疴，如本书中丹毒案所用的漏芦麻黄汤、《千金要方》中的时病表里大热方（麻黄 12g，葛根 12g，升麻 12g，芒硝 12g，寒水石 24g，大黄 12g，石膏 24g）、栝楼麻黄汤（麻黄 24g，天花粉 24g，大黄 24g，甘草 6g）等，在临床应用中常常屡获佳效。笔者也深有体会，一个理法的突破往往代表着一类病机和治疗思路的突破，能比较明显地提高临床疗效。

二、慢性阻塞性肺疾病（COPD）

1. 守方半个月愈反复咳喘 2 个月案

吴某，男，64 岁。2018 年 5 月 3 日入院。住院号：6077×。

主诉：反复咳嗽咯痰 10 余年，加重 2 个月。

现病史：患者 10 余年前开始反复出现咳嗽咯痰，痰少白稀，可咳出。2013 年 10 月，外院诊断为"慢性阻塞性肺病"，服用复方甲氧那明胶囊、羧甲斯坦片、孟鲁司特钠片等药，病情控制相对稳定，但季节交替时易复发。2 个月前，患者因饮食不节，出现咽痒咳嗽，半夜 12 时至凌晨 2 时及清晨 5 时至 7 时咳嗽尤甚，咯吐黄痰夹泡沫，质黏，躺卧易气喘，咯痰后症状可减轻，伴恶寒，无发热。曾服用中药治疗，服药后咳嗽稍有缓解，但病情仍反复。患者为求进一步系统诊治，拟

"慢性阻塞性肺病"入住我科。

诊查：神清，精神可，以半夜12时至凌晨2时及清晨5时至7时咽痒咳嗽为主，咯吐黄痰夹泡沫，质黏，躺卧易气喘，口干口苦口渴，饮水多，现无发热恶寒，易头汗出，汗出后不怕冷。时后头部及枕后两侧胀痛、持续1～2小时，上肢肩肘关节不利，手心潮热，腰痛。纳可，眠差，时梦多，尿频尿急，小便有热感，无尿痛，夜尿2～3次，大便一日2～3次、成形。平素季节交替时易畏风寒。舌暗红，苔腻，中有裂纹，脉滑数。下睑鲜红，腹稍满，下肢轻度肌肤甲错，轻度水气，手温。

既往史：高血压3级、高尿酸血症及高脂血症病史。

西医诊断：①慢性阻塞性肺病；②高血压3级（很高危组）；③高尿酸血症；④高脂血症。

中医诊断：肺胀（厥阴中风）。

基础病机：表束，中风，伤营；太阴伤血，水饮，里虚；阳明里结，里热，外热，外燥，水热。

辨证分析：患者咳嗽、气喘、头胀痛、肩肘关节不利、腰痛等上焦和表位的不适为表束，易头汗出为中风，眠差为伤营；太阴层面，下睑鲜红为伤血，咯痰、尿频尿急、夜尿频、下肢水气为水饮，大便日二三行为里虚；阳明层面，腹稍满为里结，口干口苦口渴、饮水多为里热，手心潮热为外热，小便热为水热。患者以上焦为所急所苦，在表有废水停滞，风邪疏泄汗出，里有太阴水饮与阳明结热攻冲。此为表里虚实寒热错杂之厥阴病，选用解表化饮的前胡为表药的处方。患者里虚为胃津虚层面。

处方：前胡升麻地黄汤。

北前胡 12g   升麻 12g   生地黄 18g   枳壳 12g

甘草 12g   黄连 12g   黄芩 18g   天花粉 6g

栀子 6g   淡豆豉 24g

用法：加水 1000mL，煮取 300mL，分 3 次服。

处方分析：内含半个一物前胡丸（前胡 24g，蜂蜜 12g）解表和中化饮；枳实栀子豉汤、栀子芩芍豉汤清热化饮，补虚，解表；生地甘寒、天花粉苦寒，清热、补益津液。

住院期间，患者未服用止咳平喘的西药。在服上方 4 剂后，咳嗽咯痰及气喘情况较前减轻，痰较前易咯出。至 5 月 14 日，共服用 11 剂，患者咳嗽、气喘明显缓解，现偶有少许咳嗽，少痰，腰痛减轻，尿频尿急改善，无气喘及头痛，手心潮热及睡眠均明显改善，夜尿 1 次，大便成形，纳眠可，舌淡暗，苔薄白微腻，中有裂纹，脉滑。予守方 7 剂，带药出院，后随访咳嗽痊愈。

2. 从真阳虚水饮冲逆论治咳喘、肢肿、尿频案

谢某，女，85 岁。2018 年 2 月 2 日入院。住院号：6075×。

主诉：反复咳嗽咳痰、气促 10 余年，加重 10 余天。

现病史：患者10余年前开始出现咳嗽咳痰，伴气促、胸闷等不适。其间于外院住院，确诊为"慢性阻塞性肺病"，间断服用西药治疗。两周前，患者开始出现发热，体温最高38.6℃，恶寒，双下肢浮肿，遂至外院住院。考虑肺炎，予拜复乐抗感染治疗，但仍时有反复低热不退，夜间明显，伴鼻塞流涕，仍咳嗽，痰难咳出，呼吸不畅感，下肢浮肿，出院后于2月1日至我院急诊就诊。查血气分析示 PCO_2TC 52.9mmHg。血常规示 NEUT%85.71%，NEUT $7.87×10^9$/L。hsCRP 17.21mg/L。胸片示慢性支气管炎，肺气肿，双肺炎症，未排除支气管扩张。急诊考虑肺炎、慢性肺源性心脏病，予低流量给氧、沐舒坦静滴化痰、兰索拉唑护胃及营养支持后症状稍缓解。现为求系统诊治，由急诊拟"慢性阻塞性肺病伴急性加重"收入院。

诊查：神清，精神疲倦，咳嗽咳痰，痰难咳出、色白，气促、动则加重、咳嗽时伴胸闷心慌，少许汗出，双下肢中度凹陷性浮肿，纳眠一般，大便难，夜尿频多，最多10余次。舌淡中有裂纹，舌中部苔薄黄微腻，脉弦滑数。下睑淡，腹软，双下肢轻度甲错、浮肿、血络，手冰凉、微潮。

辅助检查：入院后查 NT-ProBNP 336.41pg/mL。心脏彩超示右室扩大，肺动脉扩张，中度肺动脉高压，考虑肺心病。主动脉瓣轻度关闭不全，三尖瓣轻度关闭不全，左室顺应性减退。

西医诊断：①慢性阻塞性肺病伴急性加重；②肺炎；③慢性肺源性心脏病。

中医诊断：肺胀（太阴支饮）。

基础病机：表束，表寒，中风，伤营；太阴伤血，血少，水饮，里虚；阳明外燥。

辨证分析：患者咳嗽、气促、胸闷、心悸等上焦和表位的不适为表束，手冰凉为表寒，少许汗出、手微潮为中风，眠一般为伤营；太阴层面，下肢血络为伤血，下睑淡为血少，咯痰、小便频多、下肢水肿为水饮，纳一般为里虚；阳明层面，下肢甲错为外燥。综上所述，患者以上焦为所急所苦，表有风寒不解，同时人体津血虚少不能温煦、推动，致表位水饮停滞，里为太阴虚寒，淡饮不化，冲逆于上。虽表现为上焦为所急，但实为里之淡饮不化、冲逆于上焦和表位所致，为支饮。治以温化淡饮。

处方：真武汤。

生姜 18g　　白芍 18g　　茯苓 18g　　白术 12g
炮天雄 15g

用法：加水 1000mL，煮取 300mL，分 3 次服。

处方分析：方中茯苓配白术温渗淡饮，茯苓配生姜温中解表化饮，茯苓配白芍养血化饮，炮天雄温阳益气并能实卫气兼化饮邪。

2 月 4 日：患者神清，精神疲倦，双下肢凹陷性浮肿较前明显消退。昨起左手瘙痒，现较前减轻，咳嗽咳痰，痰难咳出、色白、气促、动则加重，咳嗽时有胸闷心慌，少许汗出，胃纳较前好转，眠一般，大便难，夜尿多。舌淡，苔薄黄腻，脉弦滑。守方续服，至 2 月 7 日，患者精神改善，下肢水肿基本消退，咳嗽咯痰、气促均较前减轻。守方继续服用。

2 月 11 日：患者精神可，咳嗽咳痰较前缓解，痰仍较难咳出、色白，活动后气促，胃纳好转，眠一般，大便可，夜尿稍频。舌淡，苔薄黄腻，脉弦滑。复查血常规基本正常。hsCRP 3.4mg/L。胸片与前相仿。考虑患者病情已稳定，予安排出院。中药予改为附子粳米汤（炮天雄 10g，生半夏 24g，粳米 24g，大枣 20g，炙甘草 6g）。出院后随访，经此次治疗，患者整体状态改善，间断有咳嗽，气促减轻，小便频情况得以改善。

三、心力衰竭

从支饮论治心衰喘促案

谭某，女，78 岁。2018 年 6 月 8 日入院。住院号：6068×。

主诉：反复胸闷气促 1 年余，加重 5 天。

现病史：患者 1 年前开始出现活动后胸闷气促，遂于 2016 年 5 月至外院治疗，后症状缓解出院；2017 年 1 月，患者因气促加重，伴有肢肿，遂至外院就诊，诊断为扩张型心肌病、冠状动脉粥样硬化性心脏病、心房颤动、黄疸（慢性肝淤血继发），予对症处理后（具体不详）症状好转出院。后因胸闷气促加重，多次住院诊疗，经治疗后好转出院。5天前患者再次出现胸闷、气促，活动后尤甚，尿少难解，伴双下肢凹陷性水肿，腹胀，无发热恶寒，遂于昨日至我院急诊就诊。予查胸片示双肺未见明显异常；心影明显增大。心脏彩超示 EF 29%，FS 14%，左室壁运动普遍减弱，左室收缩舒张功能减退，全心扩大，二尖瓣大量反流，三尖瓣大量反流，轻度肺动脉高压。腹部 CT 平扫示肝 S7 小钙化灶与肝内胆管小结石兼备；胆囊轮廓欠清，周围少许积液，拟胆囊炎；腹腔、盆腔少量积液；L4 椎体不稳前移，双侧椎弓峡部裂。急诊医师考虑"扩张型心肌病，急性心力衰竭，胆囊炎"，予留置尿管，并予左氧氟沙星抗感染、呋塞米静推利尿、胺碘酮控制心律失常、护胃、护肝降酶等对症支持治疗。患者仍有气促不适，为求进一步治疗，拟"扩张型心肌病、心力衰竭"收入我科。

　　诊查：神清，精神疲倦，四肢逆冷，胸闷气促，不能平卧，活动后尤甚，身目黄，偶咳嗽咯白痰，汗出味臭，腹胀，双下肢轻度凹陷性水肿，无发热恶寒，纳眠差，留置尿管固定在位，大便较难解。舌胖大暗，苔白浊腻微黄，脉沉细促。下眼睑淡红，腹满，下肢水气、瘀络，手凉手潮。

　　既往史：高血压病史 7 年，最高收缩压 199mmHg，目前服用康忻 1.25mg，日 1 次。房颤病史，肝内胆管结石、子宫肌瘤等病史（注：患者既往长期服用呋塞米及安体舒通，入院前均为每日 3 次口服，入院后予改为每日 1 次口服）。

辅助检查：BNP1560.1pg/mL。肝功能检查示 DBIL103.7mol/L，TBIL125.3mol/L。

西医诊断：①扩张型心肌病（二、三尖瓣重度关闭不全，心功能Ⅳ级）；②急性心力衰竭；③冠状动脉粥样硬化性心脏病；④心房颤动；⑤胆囊炎；⑥黄疸（慢性肝淤血继发）；⑦高血压3级（很高危组）；⑧肝内胆管结石。

中医诊断：心衰病（太阴支饮）。

基础病机：表束，表寒，中风，伤营；太阴伤血，水饮，里虚；阳明里结，里热。

辨证分析：患者胸闷气促、黄疸、偶咳嗽等上焦和表位的不适为表束，手凉为表寒，汗出为中风，眠差为伤营；太阴层面，下肢瘀络为伤血，咯痰、小便不利、量少、下肢水气为水饮，纳差为里虚；阳明层面，腹满、腹胀、大便难解为里结，汗臭（结合里结情况）为里热。综上所述，患者以上焦为所急所苦，本应该首重表之病机，但细辨表里之病机，里有更主要的病机矛盾点（第一层病机）：小便不利，大便难解，腹胀，汗出味臭，表位之病机主要为里位不和所致，为水饮夹热攻冲于上之支饮。

处方：苓甘五味姜辛夏杏大黄汤。

茯苓 24g　　　甘草 18g　　　五味子 24g　　　干姜 18g

细辛 18g　　生半夏 24g　　苦杏仁 24g　　大黄 18g

用法：加水 1200mL，煮取 300mL，分 3 次服。

处方分析：方中含半个苓桂味甘汤（茯苓、五味子、甘草）温渗化饮，半夏干姜散温中降逆化饮；茯苓配大黄为苓黄法，大黄为火药中的水药，两者配伍能治疗水饮夹热攻冲；杏仁解表化饮，细辛解表散寒、温化淡饮。

6 月 11 日：患者服上方 3 剂，精神尚可，四肢无逆冷，胸闷气促改善，已能平卧，身目黄疸，偶咳嗽咯白痰，汗出味臭，诉肝区疼痛，腹胀，双下肢少许凹陷性水肿，纳眠差，大便 2～3 次、稍烂，小便留置尿管。舌胖大暗，苔白浊腻微黄，脉沉细促。下眼睑淡红，腹满，下肢水气、瘀络，手凉手潮。考虑阳明热结得减，予加强解表化饮之效。并予拔除尿管。

处方：防己茯苓汤。

防己 18g　　茯苓 36g　　黄芪 18g　　桂枝 18g

甘草 12g

用法：加水 900mL，煮取 300mL，分 2 次服。

处方分析：此方内含桂枝甘草汤，半个桂枝加黄芪汤温煦解表散寒，半个苓桂术甘汤温化淡饮，防己辛寒、清热利饮。

6 月 19 日：上方服用 8 剂，精神尚可，无胸闷气促，无四肢逆冷，身目黄疸改善，偶咳嗽，咯少量白痰，偶有肝区疼痛，腹胀，无双下肢水肿，纳眠仍较差，大便尚可，小便调。

舌淡，苔白腻，左脉沉弦，右脉滑、至数不齐，促脉已较前缓解。下眼睑偏淡，腹稍满，下肢血络。

辨证分析：患者水饮得去，现胃纳仍差，予健运胃气，制化水饮。

处方:《外台》茯苓饮。

茯苓 18g　　白术 18g　　生晒参 18g　陈皮 15g
生姜 24g　　枳壳 12g

用法：加水 900mL，煮取 300mL，分 2 次服。

处方分析:《金匮要略》中的《外台》茯苓饮，治心胸中有停痰宿水，自吐出水后，心胸间虚，气满，不能食，消痰气，令能食。方中茯苓淡渗化饮，白术温中健运燥湿，生晒参益气补津液，陈皮行气，枳壳解表清热、下气利水，生姜温中补益津液、化饮解表。

6 月 19 日晚，患者出现发热恶寒，体温 38.4℃，呕吐胃内容物 1 次、量不多，汗出不明显，手凉，无咳嗽咳痰，无尿急尿频尿痛，无口干口苦，舌淡，苔白腻，脉浮弦。考虑里邪出表，阴证转阳，值班医生予桂枝人参汤温中解表。

桂枝颗粒 3 袋　茯苓颗粒 2 袋　白术颗粒 2 袋
干姜颗粒 6 袋　党参颗粒 2 袋　甘草颗粒 6 袋

用法：300mL 开水溶解后，分 2 次服。

6 月 20 日：患者精神尚可，无发热恶寒，无四肢逆冷，无胸闷气促，身目黄改善，偶咳嗽咯白痰，偶有肝区疼痛，腹胀缓解，无呕吐，无双下肢水肿，纳眠一般，二便调。舌淡，苔白腻，左脉沉弦，右脉滑、至数不齐。复查：BNP568.86pg/mL。肝功能与前相仿。

考虑整体病情稳定，予守方带药出院，以《外台》茯苓饮和真武汤两方二二交替服用。

处方1：《外台》茯苓饮，剂量和服法同6月19日方。

处方2：真武汤。

熟附子6g　　　白芍18g　　　茯苓18g　　　白术12g
生姜18g

用法：加水约900mL，大火煮沸后，调小火煎约1小时，煎至300mL，分3次服，日1剂。后患者坚持我科门诊就诊，病情控制可。

四、心律失常

养益胃气、温中化饮治反复心悸案

邝某，男，90岁。2018年7月17日入院。住院号：6023×。

主诉：反复心悸5年，加重4天。

现病史：患者5年前开始出现心悸不适，无胸痛肢肿，遂至我院心血管科就诊。予倍他乐克口服及配合中药治疗后缓解出院，以后患者间断心悸不适，平时门诊就诊。后因心悸时有发作，入院系统诊疗，诊断为心律失常（频发房性早搏），经中医治疗后症状缓解出院。出院后患者病情反复，间断来我院中医药治疗。4 天前，患者心悸症状较前加重，伴气短，少许头晕，胸闷嗳气。现为求进一步系统诊治，拟"心律失常"收入我科。

诊查：神清，精神疲倦，形体偏瘦，心悸，间断气短，少许头晕头胀，以前额为主，双眼视力模糊，胸闷，嗳气，痰多色白，四肢乏力，汗出以背部为主，怕热，口渴不欲饮，无口干口苦，纳差，眠梦多，夜尿 1 次，大便每日 1 ～ 2 次、偶偏烂。舌淡红，苔薄白根部腻，左脉沉细滑，右脉浮滑。下眼睑偏淡，腹满，双下肢水气、肌肤甲错、轻度血络，手足凉，手略潮。

既往史：混合型颈椎病（C4、C6 椎体不稳，C4 ～ C5、C6 ～ C7 椎间盘突出后膨）病史，偶有发作头晕。

辅助检查：动态心电图示窦性心律，部分时间窦性心律不齐，频发房性早搏，部分成对，部分房早二联律，个别房早三联律及短阵性房性心动过速。心脏彩超示三尖瓣中度关闭不全。

西医诊断：①心律失常（频发房早，短阵性房速）；②心脏瓣膜病（三尖瓣中度关闭不全）；③混合型颈椎病（C4、C6 椎体不稳，C4 ～ C5、C6 ～ C7 椎间盘突出后膨）。

中医诊断：心悸（厥阴中风）。

基础病机：表束，表寒，中风，伤营；太阴伤血，血少，水饮，里虚；阳明里结，里热，外燥，外热。

辨证分析：患者头晕、头胀、视力模糊、心悸、胸闷等上焦和表位的不适为表束，手足凉为表寒，汗出、手潮为中风，眠梦多为伤营；太阴层面，下肢血络为伤血，下睑偏淡为血少，双下肢水气、夜尿、痰多为水饮，纳差、大便2次、偶烂为里虚；阳明层面，腹满为里结，口渴为里热，怕热为外热，肌肤甲错为外燥。综上所述，患者以上焦为所急所苦，表有风寒不解，荣血不能够温煦、濡养，里有胃气虚之纳差、水饮冲逆于上焦和表位，同时伴轻微的里热及外热，结合患者形瘦、睑淡、手凉、便溏等整体津血虚寒的情况，考虑阳明的热为虚热。

处方：橘皮香豉汤。

陈皮48g　　淡豆豉48g　　生半夏18g　　生姜30g

桂枝12g　　生晒参6g　　甘草6g

用法：加水1000mL，煮取300mL，分3次服。

处方分析：此方内含半个生姜甘草汤、小半夏汤、桂枝甘草汤，并加温中解表、健胃化饮的淡豆豉、理气化湿之陈皮。全方共奏养益胃气、温中化饮、解表散寒、理气和中之效。

7月25日：患者服上方1剂，次日自觉心悸、胸闷减轻，共服7剂，精神好转，无明显心悸、胸闷，嗳气减轻，四肢乏力改善，活动后有汗出，无怕热，无头晕，痰已明显减少，纳眠可，大便1次、偏烂，夜尿1次。舌淡暗，苔薄黄腻，脉滑细，双尺弱。下眼睑淡，手足凉，手略潮，腹满，双下肢水气、肌肤甲错、轻度血络。予守方带药出院。

患者门诊间断服药，心悸无发作。至 2018 年 12 月，患者头晕发作就诊，伴口腔溃疡，予《外台》六物黄芩汤（桂枝 6g，黄芩 12g，干姜 12g，生半夏 24g，生晒参 12g，红枣 24g）调治后缓解。患者诉平时劳累后较易发作头晕、胸闷，考虑患者整体虚寒、津血虚弱的体质，予《千金》防风汤（防风 12g，熟附子 12g，干姜 6g，生晒参 12g，泽泻 18g，茯苓 18g，白术 12g，桂枝 9g，山药 18g）平时服用调治，整体情况控制比较理想。

五、眩晕

1. 从少阳、厥阴中风论治头晕伴全身不适案

陈某，女，77 岁。2018 年 5 月 17 日入院。住院号：0188×。

主诉：反复头晕、头痛 10 余年，再发加重 2 日。

现病史：患者 10 余年前开始出现头晕及头顶疼痛，伴天旋地转感，视物模糊，改变体位时稍加重，恶心，呕吐少许痰涎，每次发作持续 1 ～ 2 小时。间断于当地医院就诊，予补液、改善循环等治疗后症状缓解。2008 年，头晕、头痛再发，伴胸闷痛于我院住院，行冠脉造影术，诊断为“冠心病”。因冠脉轻度狭窄，未行支架植入，当时诊断为“高血压病”，予

抗聚、护胃、降脂、降压、调节心率、改善脑循环、营养心肌等对症处理后，症状改善出院。出院后仍有头晕头痛发作，基本情况同前，其间未监测血压。近2日症状再发并加重，每天发作时间增加至2～3小时，遂来我院门诊就诊，门诊拟"眩晕（高血压病）"入住我科。

诊查：神清，精神稍倦，时有头晕、头痛发作，四肢末端麻木，饮水稍呛；偶有咳嗽咯痰，咯少量白色泡沫痰，夜间吐唾液带血丝，无发热恶寒；偶有心前区隐痛，心悸，活动后加剧；伴气促，胃脘部隐痛，时呃逆反酸，耳部瘙痒，易汗出、以头部明显，汗出怕冷，畏热，面色潮红，口干口苦，大便1日1～2次、质烂，夜尿1次，纳一般，眠差。舌淡暗胖，苔黄腻，中有裂痕，脉弦细。下睑暗红，腹满，下肢按肿、血络，手心潮。

既往史：心律失常（频发房早，频发多源性室早）、Ⅱ度二型房室传导阻滞、慢性支气管炎等病史。

西医诊断：①眩晕（查因）；②高血压3级（很高危组）；③冠状动脉粥样硬化性心脏病（心功能Ⅱ级）；④心律失常（频发房早，频发多源性室早）；⑤Ⅱ度二型房室传导阻滞；⑥慢性支气管炎。

中医诊断：眩晕（少阳中风）。

基础病机：表束，表寒，中风，伤营；太阴伤血，水饮，里虚；阳明里结，里热，外热。

辨证分析：患者头晕、头痛、咳嗽、肢体麻木、心悸、气促、心前区隐痛、饮水稍呛等上焦和表位的不适为表束，汗出怕冷为表寒，手心潮、易汗出为中风，眠差、肢体麻木为伤营；太阴层面，下睑暗红、夜间吐唾液带血丝为伤血，咯痰、夜尿1次、下肢按肿为水饮，纳差、大便烂为里虚；阳明层面，腹满为里结，口干口苦为里热，畏热、面色潮红为外热。综上所述，患者以表和上焦为所急所苦，在表有风寒不解，津液不能濡养及推动，里有阳明里热及太阴水饮互结、结热攻冲，同时伴有胃虚、三焦不利，治以清热解表散寒、和胃化饮、清降结热。

处方：柴胡桂枝汤。

柴胡 24g	生半夏 12g	大枣 12g	桂枝 9g
白芍 9g	黄芩 9g	生晒参 9g	炙甘草 6g
生姜 9g			

用法：加水 900mL，煮取 300mL，分 3 次服。

处方分析：此方内含桂枝汤、小半夏汤、黄芩汤方干，并以柴胡为君药。全方解表散寒，清热化饮，疏利三焦。

5月21日：上方服用4剂，现神清，精神尚可，头痛缓解，仍有头晕，颈项疼痛不适，胃脘部隐痛及反酸好转，偶感心悸、气促，活动后明显，时发呃逆、恶心，怕冷畏热，出汗多，以头颈部为主，偶咳嗽，咯少量白痰，未见明显血丝，口干无口苦，今晨大便1次，质偏烂，夜尿1次，纳可，眠差，舌淡暗胖，苔薄黄腻，中有裂痕，脉弦细。下睑淡红，颧部稍红，腹满，下肢轻度水气、血络，手心潮。

辨证分析：患者口苦改善，阳明里热较前减轻，火证较前减轻，但患者仍怕冷畏热，下肢水气，考虑在表的水气不化，予《千金》前胡桂枝汤。

处方：前胡桂枝汤。

竹叶 12g	前胡 24g	黄芩 9g	炙甘草 6g
大枣 12g	生半夏 12g	生姜 9g	生晒参 9g
桂枝 9g	白芍 9g	当归 12g	

处方分析：此方为前胡类方，易苦寒清热解表之柴胡为苦辛平能解表、化饮、和胃之前胡，竹叶清热生津、补益津液，当归补益津血。此方为厥阴中风的代表方，与柴胡桂枝汤治疗火证为主的病机对比，此方以治疗水证为主。

5月24日：上方服3剂，患者头晕明显缓解，颈项疼痛好转，无恶心感，偶有胃脘部隐痛，间断心悸，活动后稍气促，偶咳嗽，咯少量白痰，时呃逆，出汗减少，畏热怕冷，口干改善，大便1次、质偏烂，夜尿1次，纳可，眠改善，舌淡暗胖，苔薄黄，中有裂痕，脉弦细。予守方续服。

5月27日：精神可，无头晕，颈项少许牵扯感，无疼痛，无胃脘部疼痛，偶心悸，无气促，偶咳嗽少痰，无呃逆，出汗减少，无畏热怕冷，口干改善，大便昨日1次、质偏烂，夜尿

1次，纳可，眠改善。舌淡暗，苔薄白，中有裂痕，脉弦细。下睑淡红，边暗红，颧部稍红。考虑患者整体病情明显缓解，予安排守方带药出院。出院后1个月门诊随访，患者头晕未见反复。

按语：

（1）基础病机——繁杂的四诊向简单的病机转换的捷径：在临床中，我们时常会遇见全身不适、症状繁多的患者，如何对患者全身诸多的不适进行病机分析是临床的难点，而基础病机约分了同一种病机的症状，为症状向病机的转换提供了捷径，从而为六经辨证提供了分析的元素，比较理想地解决了这个难题。

此案患者既有上焦和表位的头晕、头痛、咳嗽、心悸、气促、畏热、怕冷、颈项疼痛、下肢按肿等不适，又有里位的口干口苦、大便烂、夜尿、胃痛、反酸等不适；既有上焦的胸闷、心悸、咳嗽、头晕等症状，又有中焦的胃痛、反酸、呃逆等表现，还有下焦的大便烂、夜尿等不适。把如此繁多的症状转化为辨证时使用的、精简的病机，以便能更清晰明了地分析病机间的互相联系、牵制，基础病机就实现了这些要求。表束层面，头晕、头痛、咳嗽、肢体麻木、心悸、气促、心前区隐痛、饮水稍呛等所有上焦和表位的不适，均为表束，代表邪气困束所致的不适，这些不适既可以因为表邪引起（如

"太阳病，头痛发热，汗出恶风，桂枝汤主之""面色反有热色者，未欲解也，以其不能得小汗出，身必痒，宜桂枝麻黄各半汤""喘家作，桂枝加厚朴杏子佳""太阳病，头痛发热，身疼腰痛，骨节疼痛，恶风无汗而喘者，麻黄汤主之"），也可以因里位的不和引起（如"干呕吐涎沫，头痛者，吴茱萸汤主之""伤寒，不大便六七日，头痛有热者，与承气汤""三阳合病……若自汗出者，白虎汤主之""伤寒无大热，口燥渴，心烦，背微恶寒者，白虎加人参汤主之"）。当然，从上述条文也可知，表束这些症状，既可以因寒邪引起，也可以因热邪引起。我们通过分析此患者表里的基础病机，其表束的不适一方面和表位的风寒不解、水饮停滞、津液在表不能温煦、推动有关，另一方面里位阳明的热和太阴的虚和饮互结，饮热攻冲于上，致咳嗽、头晕、心悸、面红等不适。虽然我们不能即刻得出是外邪不解诱发饮热的攻冲，还是饮热互结自生的攻冲之势，但目前这两层病机同时存在，选方用药时就需要考虑这些方面。

（2）太阴水饮与里虚的关系分析：太阴层面，将咯痰、夜尿1次、下肢按肿均归为水饮，只是因病位的不同有四饮的差别。淡饮常表现为肠鸣、小便不利；支饮常为淡饮上逆引起，如咳嗽咯痰、气促、面肿等；溢饮为水饮在体表的表现，如面肿、肢肿，轻微的如袜痕、水气等，治疗中均有相应的方干去覆盖这些病机，再结合全身津液的虚实情况，选择合适的经方对治。如治疗在表的水饮，我们常谓"实则麻黄（如越婢汤、大青龙汤），虚则黄芪（如防己黄芪汤、防己茯苓汤）"，甚至桂枝法（如甘草附子汤治疗"身微肿者"）、前胡法（如本案的前胡桂枝汤）等。临床因表里、虚实寒热的不同，会选择不同的方法。本案中，结合患者纳差、大便烂等里虚以及在表怕冷等表现，考虑里虚以胃气虚为主，故选方中含有生姜甘草汤的方干去补益胃气津液，桂枝解表散寒祛饮（在表的寒与饮相类），后续使用的前胡桂枝汤，前胡亦能解散上焦和表位的水饮。患者之所以畏热，是因阳明里热攻冲于上所致，故选方中含黄芩汤方干能清降里热。通过对四诊转换过来的基础病机表里之间的相互联系进行细腻分析，权衡轻重与虚实，才能选好可以全面覆盖病机的处方。

（3）再谈少阳与厥阴的"半表里、半虚实、半寒热"：在六经辨证中，少阳证为半表里、半虚实、半寒热之偏于阳者，即偏于实证、热（火）证者；厥阴证为半表里、半虚实、半寒热之偏于阴者，即偏于虚证、寒证者。所谓的半表里、半虚实、半寒热，为患者既有表证又有里证，既有虚证又有实证，既有寒证又有热证。而这里的表证，不像太阳表证的表寒这么突出，它可以表现为比较轻微的恶风寒，又可表现为手凉或表位局部的恶寒（自觉或他觉）、汗出恶寒等，只是因里位津液的虚及邪气的牵制，这种表寒证不适宜用麻黄解表，而应该使用立足里位并能解表的柴胡、前胡等解表药（柴胡清热、燮理三焦寒热而解表，前胡燮理三焦而解表化饮）。而虚实与寒热之间，也有互相联系之处，如表寒、水饮、里寒等为寒，表邪引起的表寒、水饮及寒邪引起的里寒也为（邪）实，因津液虚引起的表寒、津液里虚不能温煦引起的里寒则为虚，这就是同表现为寒，在不同的状态下可能是"实"或者"虚"的差别。这要求医者对患者津液的"虚"能有更准确的判断，里热、里燥、外热为邪热、为实，纳差、便溏为虚。通过衡量人体的寒热、虚实，判断整体是以火证为主要病机，还是以水证为主要病机，决定了是选择以治火证为主的柴胡方阵，还是选择以治水证为主的前胡方阵。

2. 方证多维，以支饮方论治头晕案

李某，男，87岁。2018年5月8日入院。住院号：6085×。

主诉：反复头晕9年余，再发加重5天。

现病史：患者于9年余前劳累后出现头晕，无天旋地转感，于外院神经内科住院治疗，完善头颅MRA检查，示左侧基底节区腔隙性脑梗死，轻度脑萎缩；血管造影提示右侧颈内动脉起始部溃疡斑块形成，双侧椎动脉、基底动脉斑块形成，诊断为"后循环缺血"，予改善循环、营养神经、抗血小板聚

集等处理后，病情好转出院。其后一直服用波立维、立普妥等治疗，但头晕仍反复发作，多次在外院住院治疗。5天前再次发作并加重，外院就诊予止晕治疗后无明显好转。现为求进一步中医药治疗，由门诊以"眩晕"收入院。

诊查：神清，精神疲倦，头晕、体位变化后明显，视物模糊，喉间有痰不适，无口干口苦，饮水多，纳可，睡眠差，长期服用安眠药，大便干硬难解，长期依靠服用麻仁软胶囊才能解出，小便可、夜尿1次。舌暗红，苔根部白厚腻，脉沉弦。面色稍㿠白，下睑淡，目下卧蚕，腹软，下肢水气，手凉。

既往史：血压最高180/120mmHg，降压治疗后血压控制可，冠心病病史12年余，2017年5月在广东省人民医院住院行心脏支架植入手术。

辅助检查：入院后查颈椎片示颈椎退行性变，C5椎体不稳、轻度后移；未除C3～C4、C4～C5、C5～C6、C6～C7椎间盘突出或膨出。TCD示高阻型脑血流频谱改变。

中医诊断：眩晕（太阴-支饮）。

西医诊断：①眩晕（颈椎病、脑供血不足）；②高血压病3级（很高危组）；③冠心病（PCI术后）。

基础病机：表束，表寒，伤营；太阴血少，水饮；阳明里结，里燥。

辨证分析：患者头晕、视物模糊等上焦表位的不适为表

束，手凉为表寒，眠差为伤营；太阴层面，面色稍㿠白、下睑
淡为血少，目下卧蚕、喉间有痰、下肢水气、夜尿为水饮；阳
明层面，大便干结为里结、里燥。综上所述，患者以上焦表位
为所急所苦，但综观表里病机，虽有表寒和表位的不适，却为
里之淡饮冲逆于上所致，伴阳明结燥，而从面色稍㿠白、下睑
淡、下肢水气、喉间有痰、夜尿等表现可以看出，患者以太阴
水饮为第一层病机，阳明结燥为第二层病机，表束为有表证无
表邪，四证以水证为主。治以降逆支饮。

处方：苓甘五味姜辛夏杏大黄汤。

| 茯苓 24g | 五味子 24g | 甘草 18g | 干姜 18g |
| 细辛 18g | 生半夏 24g | 杏仁 24g | 大黄 18g |

用法：每日 1 剂，加水 1000mL，煮取 300mL，分 3
次服。

处方分析：方中半个苓桂味甘汤温化淡饮，酸敛津血；半
夏干姜散温中降逆化饮；细辛、杏仁温化淡饮，兼解表寒；大
黄甘草汤清降阳明结燥。

患者服用 2 剂后，头晕症状较前明显好转，视物模糊感减
轻，大便 1～2 次，予继续守方服用。至 5 月 17 日，患者头
晕完全缓解，喉间无不适，大便日 2 次、偏烂，夜尿 1 次，舌
暗淡，苔白腻，脉弦滑。面色稍㿠白，下睑淡，目下卧蚕，腹
软，下肢水气已消退，手凉。考虑病情稳定，原方予减半量带

药出院。出院后 1 个月随访，患者头晕等症状均无反复。

3. 祛三阳标实、温少阴本虚愈反复头晕辗转求医案

秦某，女，75 岁。2018 年 12 月 3 日入院。住院号：6082×。

主诉：反复头晕 1 年余，加重 2 天。

现病史：患者 1 年余前因不慎跌倒后开始出现阵发性头晕，否认当时头颅、颈椎受伤，头晕自觉以右颞为主，颈部活动可诱发，尤其是向左转颈时明显，呈天旋地转感，伴踩棉花感，无伴意识障碍、恶心呕吐、耳鸣、胸闷气促、心慌心悸等，休息或自行按压两颞后头晕可逐渐缓解。患者先后至宁夏医科大学第二附属医院、宁夏医科大学总医院住院诊疗，完善相关检查，诊断为多发性腔隙性脑梗死，予抗聚、调脂稳斑、改善循环等治疗后，患者头晕症状仍有反复。2 天前，患者觉头晕症状较前加重，为求进一步中医诊治，前来我科就诊，今拟"头晕和眩晕（查因）"收住我科。

诊查：神清，精神稍倦，阵发头晕，呈天旋地转感，每于阴寒季节加重，右颞为主，按压两颞或休息后可缓解；畏寒，两胁有烘热感，伴少许汗出，偶有胸闷心悸，时有脘闷、泛酸，平素喜温饮。纳可，眠差，多噩梦，大便偏干、日一行，夜尿 6 ~ 7 次。舌暗红质嫩，中有裂纹，苔偏干微黄，左关沉弦滑，右寸关浮滑，尺脉沉。下睑暗红，腹满，手稍温。

既往史：高血压病史 3 年余，最高收缩压达 176mmHg，服药控制中，诉血压控制情况尚可。糖尿病病史 16 年余，使用口服降糖药及胰岛素控制血糖，血糖控制情况可。5 年前脑梗死病史，无后遗症。脂肪肝病史多年。

辅助检查：颈椎 X 光示颈椎退行性变，未除 C6 ～ C7 椎间盘突出或膨出；左侧 C3 ～ C4、C6 ～ C7 椎间孔变窄。

西医诊断：①头晕和眩晕（查因）；②混合型颈椎病（未除 C6 ～ C7 椎间盘突出，左侧 C3 ～ C4、C6 ～ C7 椎间孔变窄）；③腔隙性脑梗死（多发）；④2 型糖尿病；⑤高血压病 2 级（很高危组）；⑥脂肪肝。

中医诊断：眩晕（少阳中风）。

基础病机：表束，表寒，中风，伤营；太阴伤血，水饮；阳明里结，里燥，外热。

辨证分析：患者头晕、胸闷、心悸等上焦和表位的不适为表束，畏寒为表寒，少许汗出为中风，眠差、噩梦为伤营；太阴层面，下睑暗红为伤血，泛酸、夜尿频为水饮；阳明层面，腹满为里结，平素大便偏干为里燥，两胁烘热、手稍温为外热。综上所述，患者以上焦为所急所苦，在表有风寒不解、津血不能温煦，里有支饮伴燥热冲逆，伴三焦不利。治以解表祛寒，通降阳明结热，降逆支饮，疏利三焦。

处方：柴胡加龙骨牡蛎汤。

柴胡 24g　　黄芩 9g　　生半夏 12g　　生姜 9g

红枣 12g　　桂枝 9g　　生晒参 9g　　茯苓 9g

大黄 12g　　龙骨 9g　　牡蛎 9g　　　礞石 9g

用法：加水 1200mL，煮取 300mL，分 3 次服。

处方分析：此方为半量小柴胡汤去炙甘草，加桂枝、大黄、茯苓、龙骨、牡蛎、礞石（代铅丹）而成，寓小半夏汤、半个生姜甘草汤、桂枝去芍药汤、半个黄芩汤、大黄茯苓法（支饮法）及石散法于方中。

12 月 6 日：患者服上方 3 剂后，时有眩晕已有改善，仍畏寒，两胁有烘热感，伴少许汗出，无口干口苦，偶有胸闷心悸、脘闷、泛酸减少，自觉双膝凉，纳可，梦多，大便 2～4 次、先成形后偏溏，夜尿 4 次。舌暗红，质嫩中有裂纹，苔偏干微黄，左关沉弦细，右关滑，尺脉沉。下睑暗红，腹满较前明显缓解，手潮。

辨证分析：患者大便干结改善，阳明燥热缓解，现太阴水饮成为主要病机，予温化淡饮，以绝支饮冲逆之源。

处方：真武汤。

茯苓 18g　　白术 12g　　白芍 18g　　熟附子 8g

生姜 18g

处方分析：方中茯苓配白术淡渗利饮，茯苓配生姜温中化饮，茯苓配芍药养血利饮，附子温阳化饮。

12 月 12 日：上方服用 6 剂，精神可，头晕已明显缓解，偶有头晕，少许畏寒，无烘热汗出，无盗汗，无口干口苦，胸闷心悸、脘闷、泛酸均明显好转，手已不潮，自觉双膝凉，纳可，多梦，大便调，夜尿 3 次。舌暗红，质嫩中有裂纹，苔偏干微黄；左关沉滑细，右关滑，尺脉沉。予守方带药出院。

出院后患者回到当地（四川），均未再发头晕，后通过微信诊疗，前 1 个月均以当时病机守方真武汤，后间断服用防己黄芪汤，间断调治多月，患者头晕及其他不适均无复发。2019 年 4 月、12 月先后与患者联系随访，头晕均无反复。

4. 从《金匮》索方愈饮逆重症致反复头晕、欲呕案

伍某，女，51 岁。2019 年 12 月 17 日入院。住院号：0045×。

主诉：反复胸闷胸痛 1 年，加重伴头晕、干呕 5 天。

现病史：患者 1 年前做家务时突然出现胸闷痛，无放射痛，休息后可缓解。后患者症状反复，性质同前，遂间断去当地门诊就诊，考虑"冠状动脉粥样硬化性心脏病"，予扩冠、营养心肌、控制心率等治疗后，症状可缓解，并于 2019 年 11 月 26 日，完善动态心电图：①窦性心律；②偶发室性早搏；③偶发房性早搏。5 天前患者起床活动后自觉左胸骨旁刺痛，伴冷汗出、头晕、干呕，持续时间约 3 分钟，休息后可自行缓解；当日下午 2 时许，患者再次出现左胸骨旁刺痛，性质基本

同前，持续约 10 分钟，患者自行服用"救心丹"后缓解。患者遂至当地医院就诊，查心电图：① 窦性心律；② T 波改变。心酶、肌钙未见明显异常。予扩冠、营养心肌治疗后，症状未见明显好转，遂于昨日至我院急诊就诊，予活血化瘀等治疗后症状有所好转。现为求进一步治疗，由急诊拟"胸痹、眩晕"收入我科。

诊查：患者神清，精神稍疲倦，胸闷痛，头晕，呈天旋地转感，干呕，怕冷，无汗出，无口干口苦，双下肢轻度水肿，纳差，眠一般，夜尿 2～3 次，大便一日二三行、质稀烂。舌淡暗，苔白厚腻，脉滑。双下睑暗红，目下卧蚕，腹满，双下肢水气，手温可。

入院后查头颅 CT：①双侧放射冠及右侧额叶皮质下多发脑梗死灶，侧脑室旁脑白质变性，脑萎缩；②双侧颈内动脉颅内段硬化。冠脉 CT 增强：右优势型冠脉；冠心病（CAD-RADS3）。颈动脉彩超：双侧颈动脉未见明显异常。椎动脉彩超：双侧椎动脉、双侧锁骨下动脉近段、无名动脉未见明显异常。TCD：右侧椎动脉颅内段血流速度降低。

中医诊断：胸痹、眩晕（太阴 - 支饮）。

西医诊断：①椎 - 基底动脉供血不足；②冠心病。

基础病机：表束，表寒，伤营；太阴水饮，里虚；阳明里结。

辨证分析：患者头晕、胸闷痛、干呕等上焦表位的不适为表束，怕冷为表寒，眠一般为伤营；太阴层面，目下卧蚕、下肢水气、夜尿频为水饮，大便烂、次数多为里虚；阳明层面，腹满为里结。综上所述，患者以上焦表位为所急所苦，表有风寒不解，里有淡饮冲逆于上，里结为水结在内，四证为水证，治以降逆支饮。

处方：小半夏加茯苓汤。

生半夏 48g　　生姜 48g　　茯苓 18g

用法：每日 1 剂，加水 800mL，煮取 300mL，分 3 次服。

处方分析：此方半夏、生姜降逆化饮，温中解表散寒；茯苓淡渗化饮。

12 月 19 日：患者神清，精神好转，现少许胸闷，无明显胸痛，头晕有所好转，暂无恶心欲呕，微恶寒，纳好转，眠欠佳，夜尿 1～2 次，大便 3 次、质稀烂。舌淡暗，苔白腻，脉滑。双下睑暗红，目下卧蚕，腹稍满，双下肢水气，手温可。值班医生考虑淡饮为支饮之源，以温化淡饮为法，予苓桂术甘汤口服。

处方：苓桂术甘汤。

茯苓 40g　　白术 15g　　桂枝 20g　　甘草 15g

用法：每日 1 剂，加水 800mL，煮取 300mL，分 3 次服。

12 月 23 日：患者服上方 3 剂，头晕较前减轻 4 分，无恶心欲呕。12月22日夜间，患者洗澡后受凉再次出现胸闷、恶心欲呕、恶寒、鼻塞流涕，值班医师予桂枝汤口服。今日患者精神尚可，晨起轻微头晕，偶有少许恶心欲呕，少许活动后胸闷，无胸痛，无恶寒，微汗出，少许口干，无口苦，纳眠一般，昨日至今晨解4次烂便，夜尿2次。舌淡暗润，苔白腻，脉弦滑。考虑外感诱发，饮邪上冲，再次予小半夏加茯苓汤口服。

12月25日：服上方2剂，现患者仍间断头晕，偶有少许活动后胸闷，无胸痛，仍有少许恶心欲呕，口干不欲饮，微汗出，无口苦，纳眠一般，昨日至今晨解2次烂便，夜尿2次。舌淡暗润，苔白腻，脉弦滑。

辨证分析：患者经解表兼温化淡饮之后，胸痛得以缓解，但经反复制化淡饮，仍间断头晕、少许恶心欲呕，这些症状始终缠绵不能痊愈，为何？细辨之，病机为淡饮冲逆而成支饮无疑，为何疗效停滞不前？审思之后，考虑此为水饮泛溢，非重剂难以奏功，仍从水证方阵索方，予茯苓泽泻汤。

处方：茯苓泽泻汤。

茯苓48g　　泽泻24g　　甘草12g　　白术18g

生姜24g　　桂枝12g

用法：每日1剂，加水1000mL，煮取300mL，分3次服。

处方分析：《金匮要略》云："胃反，吐而渴欲饮水者，茯

苓泽泻汤主之。"此方由苓桂术甘汤、茯苓甘草汤、泽泻汤、
桂枝甘草汤组成，为饮逆重症而设，具有淡渗利饮、温化淡
饮、降逆支饮、解表散寒之效。

12 月 27 日：患者服上方 1 剂后，次日头晕、恶心欲呕及
胸闷便完全缓解，今日续服 1 剂。12 月 28 日病情基本缓解，
于守方带药出院。出院后 2 个月随访，患者病情均无反复。

按语：此案为"病淡饮者，当以温药和之"的代表案例，
为水饮盛而津血不虚的治法代表，可与内科案七肝硬化腹水便
血反复住院案，以及泌尿道感染案 3 中按语互参比较。

六、带状疱疹

1. 从虚弱津血观愈体弱疱疹疼痛案

曾某，女，79 岁。2018 年 6 月 12 日入院。住院号：6078×。

主诉：右肩部起红斑、簇状水疱伴刺痛 5 天，发热 1 天。

现病史：患者于 5 天前开始出现右肩部起红斑，伴簇状水
疱，阵发性刺痛感，间咳嗽，无咯痰，无发热恶寒，后逐渐出
现局部皮损色素沉着、部分糜烂面、渗液。昨天患者开始出现
发热，体温最高 37.8℃，无恶寒、汗出，下腹部隐痛，双下
肢乏力，步态不稳，无头晕头痛，无肢体偏瘫抽搐，家属遂
呼 120 出车接回我院，急诊查颅脑 MR 示双侧基底节区、放

射冠、半卵圆中心多发脑缺血梗死灶，未见急性梗死；侧脑室旁脑白质变性、脑萎缩。MRA示颅内动脉多发狭窄，提示脑动脉硬化；双侧椎动脉未见显示，建议进一步检查；双侧上颌窦、筛窦炎。急诊予口服伐昔洛韦抗病毒、甲钴胺营养神经，加巴喷丁胺止痛治疗，中医辨证治疗后，患者发热可退，但后背疱疹仍疼痛明显，为求进一步中医治疗，由急诊拟"带状疱疹"收入我科。

诊查：神清，精神疲倦，身体羸弱，形体消瘦，双下肢乏力，步态不稳，右肩部红斑，部分表面附黑色痂壳，部分皮损淡红色糜烂面，病灶范围约10cm×15cm，少许渗液，伴刺痛，暂无恶寒发热，无汗出，间咳嗽，无咯痰，下腹部隐痛，无口干口苦，喜温，手足凉，胃纳差，睡眠一般，夜尿1次，大便日解1次、成形。舌淡暗，苔黄腻，脉浮细弦，重按无力。下眼睑鲜红，腹稍满，双下肢甲错、血络浮露，手足凉。

既往史：2003年于外院行双眼青光眼及白内障手术，目前视力明显下降。Ⅱ度子宫脱垂（重型）、阴道前后壁脱垂（重度）病史。

西医诊断：①带状疱疹；②脑缺血灶（双侧基底节区、放射冠、半卵圆中心）；③脑萎缩；④Ⅱ度子宫脱垂（重型）；⑤阴道前后壁脱垂（重度）。

中医诊断：蛇串疮（厥阴中风）。

基础病机：表束，表寒，伤营；太阴伤血，水饮，里虚；阳明里结，外燥，外热，外结。

辨证分析：患者右肩部红斑、糜烂、渗液以及咳嗽为表束，手足凉为表寒，眠一般、精神疲倦为伤营；太阴层面，下睑暗红、下肢血络为伤血，夜尿、皮肤糜烂、渗液为水饮，纳差、形体消瘦、羸弱为里虚；阳明层面，腹稍满为里结，下肢甲错为外燥，右肩部红斑为外热外结。综上所述，患者以表为所急所苦，表有风寒不解，里位津液虚损，津血在表不能温煦、濡养、卫外，以致外邪入侵，形成局部的结热及水饮停滞。

处方：《婴孺》芪芍桂芩细辛汤。

| 黄芪 12g | 白芍 24g | 桂枝 12g | 黄芩 12g |
| 细辛 12g | 当归 12g | 龙骨 12g | |

用法：加水 1000mL，煮取 300mL，分 3 次服。

处方分析：此方内含半个当归四逆汤、半个桂枝加黄芪汤、半个黄芩汤。从方的组成可以看出，此方应用的病机是在太阴中风（津虚、液少、血弱）的基础上病传阳明（结与热），属于厥阴中风的处方。

6 月 14 日：患者服上方 2 剂，精神有所好转，右肩前区皮损淡红色糜烂渗液较前明显减少，右肩偏背部皮损仍可见糜烂渗液，色素沉着明显，部分表面附黑色痂壳，无水疱，刺痛改善，呈阵发性发作；咳嗽略减，下腹部隐痛缓解，会阴中可见脱出物，双下肢乏力改善，可扶行，无口干口苦，喜温，胃纳较前好转，睡眠一般，夜尿 5 次，昨日解黄烂大便 2 次。舌淡暗，苔黄腻，脉浮细弦，重按无力。下眼睑淡红，腹稍满，双下肢肌肤甲错，血络浮露，手足凉。

辨证分析：考虑患者整体津血虚弱，虽病情较前改善，但夜尿频多、大便稀溏，为津血虚弱不堪苦寒，这也正是分析基础病机时先太阴、后阳明的原因，以太阴津虚液少血弱的程度衡量阳明热的虚实程度。予温里化饮解表为法。

处方：半量芪芍四逆当归汤。

黄芪 6g　　　白芍 6g　　　熟附子 6g　　　干姜 6g

炙甘草 6g　　当归 6g

处方分析：方中四逆汤温里散寒化饮；黄芪为太阴病之表药，能益气解表化饮；白芍、当归滋养津血。

6 月 15 日：患者服上方 1 剂，右肩部疼痛较前加重，针刺样疼痛，但可忍，余情况基本同前。考虑患者津血虚弱，用方稍温则易于化热，用方偏寒凉则胃气弱易动。正如《伤寒论》所言："太阴为病，脉弱，其人续自便利，设当行大黄芍药者，宜减之，以其人胃气弱，易动故也。"予改竹叶汤。

处方：竹叶汤。

竹叶 6g　　　防风 6g　　　桔梗 6g　　　桂枝 6g

黑顺片 6g　　生晒参 6g　　生姜 30g　　红枣 30g

炙甘草 6g　　葛根 18g

用法：每日 1 剂，加水 900mL，煮取 300mL，分 3 次服。

处方分析：此方中含桂枝去芍药加附子汤，生姜、大枣量大，能温补胃气津液、解表散寒；防风为续命方阵表药之一，具祛风散寒之效；桔梗辛寒，《本经》谓主治胸胁痛如刀刺，可见其辛以解外散结之效；竹叶、葛根清热生津补虚，既生津液，又能清解虚热，以防转实。

6 月 22 日：上方服用 7 剂，患者精神明显好转，右肩部疼痛已明显减轻，皮损糜烂好转、无渗液，现瘙痒，色素沉着较前变淡，部分表面附黑色痂壳，已无水疱；少汗，双下肢乏力改善，无口干口苦，喜温，胃纳好转，睡眠一般，夜尿仍较频，时有小便不畅、略痛，无尿灼热感，昨日解大便 1 次、成形。舌淡暗，苔白稍腻，脉细弦。

辨证分析：患者时有小便不畅、略痛，为里位津液经治疗后由寒转热之象，为防化热太过，上方予减半量服用。

6 月 26 日：精神可，右肩部已无疼痛，皮损无糜烂、无渗液，稍瘙痒，色素沉着明显减退，结痂大部分已脱落，无水疱；双下肢乏力改善，无口干口苦，喜温，胃纳可，睡眠一般，夜尿 2 次、顺畅，大便 1 次、成形。舌淡暗，苔白稍腻，脉细弦，重按较前有力。

予守方带药出院。出院后 1 周随访，患者病情恢复可，疼痛无反复。

按语：

（1）如何理解人体的虚弱津血观

①太阴病的本质：胃虚、津血虚、水饮盛。太阴病的本质是人体的胃虚、津血虚少（许师谓：津虚液少血弱）、水饮内生。人体胃气（泛指人体的运化系统，如脾、胃、大肠、小肠、三焦、膀胱等）具有运化水谷、化生气血、代谢水液、输布津液，乃至斡旋气机的功能。正如《内经》所云："饮入于胃，游溢精气，上输于脾，脾气散精，上归于肺，通调水道，下输膀胱，水精四布，五经并行，合于四时五脏阴阳，揆度以为常也。""食气入胃，散精于肝，淫气于筋。食气入胃，浊气归心，淫精于脉。脉气流经，经气归于肺，肺朝百脉，输精于皮毛……"因此，太阴病则是因人体胃气虚损，气血生化和水液运化失调而产生的临床证候，如面色㿠白、形体消瘦、精神疲倦、腹胀满、腹痛、便溏、纳差、尿频、痰多等。它一方面反映的是气血津液的虚及因津血绝对的虚少而产生的不能温煦、濡养和顾护人体的情况；另一方面是因脏腑运化失常而产生了痰湿水饮。

②津血过虚，则易寒易热。当人体津血过于虚弱时，就如同锅内的水，如果水量不多，稍加热煎煮则易沸腾，敞开则极

易变凉。它和人体纯粹的虚寒证不同，此时人体容易出现易寒易热的情况，临床中常有以下的表现，如患者手足凉，自觉腹凉，不耐寒热，外界稍冷则畏寒，外界稍热则怕热汗多，食物稍温性则口舌生疮、失眠，稍凉则易胃痛、腹泻等。而津血虚损更重的患者，用药稍偏则可能出现更严重的变证。近代著名的医家李翰卿在治疗许多沉疴重症中，结合患者虚弱的情况，也会辨证使用极小剂量。他认为，此时人体不耐重剂，大致有以下两种情况：其一，病至危殆，阴阳俱衰，顾此失彼。这类病证，用药剂量稍有不慎，则危亡立见；其二，沉疴重症，心肾阳衰，火不生土，胃气大衰，无力运药。针对此类患者，经典经方会从整体方势上去考虑人体整体的寒热状态，调和人体的寒热虚实平衡，一方面可使用小剂量调和人体的气血津液，另一方面依据"酸苦涌泄为阴"，经方中的酸药，如黄芪小豆白蔹牡蛎汤、赤小豆当归散、乌梅类方等，都是能兼顾此类病机的方药（具体可参见书后经典经方方剂目录）。

（2）重在解透表邪——带状疱疹的辨治方向：带状疱疹是常见的皮肤疾病，中医经典科从开科以来便收治了许多带状疱疹的患者，并成功治愈许多比较顽固、缠绵的后遗神经痛患者。其治疗的核心就在于尤重解表。早年笔者受太师父李可老学术影响，依《内经》"邪之入路即邪之出路"之旨，运用托透法，扶助正气，托透邪气，如麻黄附子细辛汤、当归四逆汤、桂枝人参汤等方加减，使邪气外透，疱疹往往便可痊愈，疼痛缓解。近年我学习经典经方以来，通过分辨表位的病机，结合里位的虚实寒热而选方用药，如曾使用知母解肌汤、《外台》麻黄泄黄汤、芪芍桂芩细辛汤等，亦能疗愈疾病。两者思路均有一点相通，即重视解表，无论从哪种角度辨治，表证表邪处于首要病机，解透表位邪气，使邪去正安，才不至于引起后遗症。

2. 决散邪实愈疱疹剧痛如触电案

陈某，男，60岁。2018年6月4日入院。住院号：6077×。

主诉： 带状疱疹20余天，头痛10余天。

现病史： 患者20余天前出现右侧前额部散在水疱疹，呈绿豆样大小，带状分布，水疱疹疱壁完整，疱液清澈，基底淡红，不过中线。遂至外院就诊，诊断为"带状疱疹"，予加巴喷丁胶囊止痛、甲钴胺营养神经治疗，带状疱疹好转。但10余天前开始出现头痛，以右侧前额部为主，呈触电样，阵发性，每次持续数分钟，伴头晕，至外院就诊，予止痛及神经肉毒素肌注后仍疼痛剧烈，严重影响生活，夜间无法入睡，遂于2018年6月3日至我院急诊就诊。查颅脑CT示双侧基底节区、双侧放射冠多发腔隙样脑梗死；双侧脑室旁脑白质变性，脑萎缩。急诊医师考虑为带状疱疹性神经痛，予曲马多注射液肌注止痛。患者疼痛缓解不明显，遂由急诊拟"带状疱疹性神经痛"收住我科。

诊查：神清，精神一般。头痛，以右侧前额部为主，呈触电样，阵发性，每次持续数分钟，一天发作多次；伴头晕，汗不多，口干口苦，纳一般，眠差，大便一日 1～2 次，夜尿 2～3 次。舌淡暗胖大，中有裂纹，苔黄厚腻，脉寸弱，关尺浮滑略紧。下眼睑鲜红，目下卧蚕，腹稍满，下肢肌肤甲错，瘀络，手温。

既往史：10 余年前有肺结核病史，经外院抗结核治疗，目前已治愈。

西医诊断：①带状疱疹性神经痛；②陈旧性肺结核。

中医诊断：蛇串疮（太阳阳明太阴合病）。

基础病机：表束，伤营；太阴伤血，水饮，里虚；阳明里结，里热，外热，外结，外燥。

辨证分析：患者右侧前额部头痛、头晕为表束，眠差为伤营；太阴层面，下睑鲜红为伤血，夜尿频、目下卧蚕为水饮，纳一般、大便 2 次为里虚；阳明层面，腹稍满为里结，口干口苦为里热，下肢肌肤甲错为外燥，手温为外热，右侧前额部病灶为外结。患者以表为所急所苦，在表有邪气结滞、胶着不解，荣血不能濡养，在里有水热攻冲于上、灼伤津血。

处方：《外台》六物黄芩汤。

黄芩 12g　　　干姜 12g　　　生晒参 12g　　红枣 24g

桂枝 6g　　　　生半夏 24g

用法：加水 900mL，煮取 300mL，分 3 次服。

处方分析：内含半个半夏泻心汤清热化饮，桂枝解表邪。

6 月 5 日：患者症状基本同前，思索患者里有水热攻冲，过用辛温，会增加里热，阳旦法不适合当下的病机。改以解表清热、散结除饮为法，予知母解肌汤。

知母 18g　　　葛根 18g　　　生石膏 18g　　麻黄 12g

炙甘草 12g

用法：加水 900mL，煮取 300mL，分 3 次服。

处方分析：此方以甘草麻黄汤配石膏发散解表，清除结热；葛根解肌，并能濡养津液；知母清热化饮。

6 月 10 日：上方服用 5 剂，患者精神尚可，仍有头痛，但头痛发作次数及程度较前减轻，仍以右侧前额部为主，呈触电样，阵发性，每次持续数分钟，伴头晕，口干口苦缓解，纳眠一般，大便一日 1 次，夜尿 3 次。舌淡暗胖大，中有裂纹，苔薄黄腻，脉寸弱，关尺浮滑略紧。下眼睑鲜红，目下卧蚕，腹稍满，下肢肌肤甲错瘀络，手温。

辨证分析：患者症状虽有减轻，里热较前缓解，但表邪结滞仍未发散解透，里之水饮仍盛，予《外台》麻黄泄黄汤。

麻黄 18g　　　生石膏 48g　　生姜 36g　　　葛根 30g

茵陈 12g

用法：加水 1000mL，煮取 300mL，分 3 次服。

处方分析：此方以麻黄配石膏解表清热散结；葛根解肌清热，柔痉缓急；茵陈清热利水；生姜质润多汁，温中益气，制化水饮。

6 月 19 日：上方服用 4 剂后，疼痛已明显减轻，共服用 9 剂。患者精神尚可，疼痛症状已基本缓解，无头晕，无口干口苦，有少许汗出，纳可，眠改善，大便 1 次、成形，夜尿 1 次，纳可，眠改善。舌淡润，苔白腻，左脉弦滑，右脉沉细。考虑病情缓解，予安排出院。出院后半月随访，患者疼痛均无复发。

七、甘温养益、酸寒利水治肝硬化腹水、便血反复住院案

卢某，女，60 岁。2019 年 6 月 26 日入院。住院号：6057×。

主诉：发现全血细胞减少 3 年余，解黑色大便伴乏力 4 天。

现病史：患者于 2015 年 10 月 30 日突然出现眩晕，呈天旋地转，跌倒在地，致左髋膝疼痛，不能负重行走，休息后不能缓解，遂到急诊就诊，行髋关节、左膝 DR：①左股骨颈骨折；②左膝关节骨质疏松。予保守治疗，2015 年 11 月 9 日因"头晕"入住我院。查血常规示 WBC 0.91×10^9/L，NEUT

0.67×10^9/L，Hb 65g/L，PLT 31×10^9/L；B 超示巨脾。考虑脾大、三系减少，但原因不明，后于2015年11月11日转入广州总医院诊疗，查 PET-CT 提示巨脾伴多发钙化，代谢未见明显增高；骨髓涂片提示增生活跃，考虑"骨髓增生异常综合征（待排）"，建议患者行切脾治疗，患者表示拒绝，予输血等对症支持治疗后症状好转出院。2016年3月、6月、9月、11月及2017年2月至今，每隔1～2个月因消化道出血、血小板减少需入院系统治疗。2018年12月因"①胃肠出血（十二指肠出血）；②食管静脉曲张伴有出血（重度，Les，D3.0，Rf1可疑出血）；③肝硬化（失代偿期）"于我院 ICU 及我科住院治疗，予制酸护胃、抑制胰酶分泌及补液、输血及中医药等治疗，病情稳定后出院。今年1月，在我院住院期间请血液科会诊后，综合相关检查结果以及病史，诊断为慢性骨髓增殖性疾病（可疑 MDS/MPN）、肝硬化（失代偿期）、脾功能亢进。经治疗后好转出院，后因病情反复间断住院治疗。2个月前，患者开始出现腹部鼓胀，于2019年5月19日至我院急诊就诊。查体：腹部鼓胀，叩诊浊音，上腹尤甚，脾大。予查血常规示 WBC 1.52×10^9/L，NEUT%78.2%，Hb 77g/L，PLT 49×10^9/L。凝血检查示 INR 1.34R，DDI 3.54mg/L FEU。肝功能检查示 ALB 38.6g/L。胸片示肺淤血，双下肺炎症，右侧胸腔少量积液；主动脉硬化。腹水彩超示腹腔大量积液（已定位）。急诊医生经腹腔穿刺引流放出腹水1000mL，后于我科进一步中医治疗，经治疗病情好转出院。4天前，患者因口干舌燥进食少量蜂蜜水后出现解黑色柏油样大便1次、量多，伴乏力、精神萎靡、面色㿠白，遂由"120"送入我院急诊科。行胃镜检查，因胃内容物较多未能找到出血点，给予输注4U红细胞、200mL血浆、抑酸止血及补液支持治疗后，患者上述症状稍好转，现为求进一步中医药治疗，由急诊以"急性上消化道出血"收入我科。

诊查：神清，精神疲倦，长期卧床，面色㿠白，形体羸弱，腹部鼓胀，无腹痛，口干口苦，饮水不多，喜饮热水，乏力，气促，无怕风，左侧肢体乏力，无头晕心悸，无恶心呕吐，偶有日间视物模糊，现禁食不禁药，大便成形，色黄夹黑，使用静脉利尿药后小便量多，尿急，眠差。舌淡暗，苔焦黑，脉极沉细弱。面色㿠白，下睑苍白，腹满鼓胀，四肢血络，手冰凉。

既往史：15年前曾患病毒性脑膜炎，遗留左侧肢体乏力、麻木；高血压病史2年余，最高收缩压大于160mmHg，间断服用降压药物，近期血压稳定，未服用降压药物；2型糖尿病病史2年余，曾服用"阿卡波糖片50mg，每日3次"控制血糖，近2个月未服降糖药，血糖控制不详。

辅助检查：入院后查血常规示WBC1.65×10⁹/L，NEUT%

75.8%，NEUT$1.25×10^9$/L，RBC$2.49×10^{12}$/L，Hb61g/L，PLT$38×10^9$/L；尿常规示尿潜血（+），尿葡萄糖（+++）；粪便潜血试验阳性（++++）。

中医诊断：便血（太阴血虚水胜）。

西医诊断：①急性上消化道出血；②肝硬化失代偿期（伴腹水）；③肺炎；④重度贫血；⑤脾功能亢进；⑥脾大（重度）；⑦慢性骨髓增生性疾病（可疑 MDS/MPN）；⑧脑膜炎后遗症；⑨2 型糖尿病；⑩高血压 2 级（很高危组）。

基础病机：表束，表寒，伤营；太阴伤血，血少，里虚，水饮；阳明里热，里结。

辨证分析：患者气促、肢体乏力、视物模糊等上焦和四肢百骸的不适属表束，手冰凉为表寒，眠差为伤营；太阴层面，四肢血络、大便色黑为伤血，面色㿠白、下睑苍白为血少，纳差、形体羸弱、脉极沉细弱为里虚，小便量多、尿急、腹水为水饮；阳明层面，口干口苦为里热，腹部鼓胀、腹满为里结。本病以黑便、腹部鼓胀为所急所苦，为里之所急所苦。先看太阴、阳明的病机，为太阴津血虚少，不能濡养、推动、固摄和温煦肌表，故见面色㿠白、手冰凉及水饮内停，阳明里热为津血虚少产生的虚热。

处方：赤小豆当归散。

赤小豆（发芽晒干）48g　　当归 6g　　酸浆水 60mL

用法：每日 1 剂，加水 500mL，酸浆水同煎，煮取 300mL，分 2 次服，连服 2 剂。

处方分析：《金匮要略》云："下血，先血后便，此近血也，赤小豆当归散主之。"方用赤小豆养血利水；当归养血活血，温润推动；酸浆水味甘酸寒，能补益胃气、解表、并能利水、涵养虚热。全方共奏养血利水、益气解表清热之效。

患者入院当天因禁食、适当加强了补液，次日觉腹胀加重，遂予暂停补液，并开放全流饮食。

6 月 28 日：服上方 2 剂后，患者神清，乏力、气促较前好转，口苦不明显，精神仍较疲倦，形体羸弱，口中干涩不适，饮水不多，喜饮热水，腹部鼓胀。现全流饮食，纳一般，眠差，大便量少、质稀，小便量少，有尿急感，舌淡暗，苔焦黑，脉极沉细弱。面色㿠白，下睑苍白，腹满鼓胀，四肢血络，手冰凉。

辨证分析：里热明显缓解，但仍感乏力，现手冰凉、大便稀、喜热饮，考虑太阴里虚津血虚寒，气血生化无权，津血亏虚在表不能温煦濡养，在里不能制化水饮，予《近效》术附汤。

白术 12g　　　生姜 9g　　　熟附子 9g　　　红枣 12g
炙甘草 6g

用法：每日 1 剂，加水 800mL，煮取 300mL，分 2 次服。

处方分析：此方为桂枝附子汤去桂枝加白术而成。白术甘温补益胃气，并能化饮；白术配附子（术附法），见于真武汤、附子汤，能"并走皮中，逐水气"，且能温化里位淡饮；炙甘草、生姜、大枣补益胃气津液。

7月1日：服上方3剂后，患者面色㿠白较前稍好转，乏力气促稍减，腹部仍鼓胀，口中仍感干涩不适，饮水不多，喜饮热水，左侧肢体乏力，眠欠佳，小便量较前增加，有尿急感，大便质可，舌淡暗，苔焦黑，脉沉细弱。手凉较前好转，余同前。

辨证分析：现手冰凉改善，提示里虚及津血虚寒有所减轻，但患者整体津血亏虚，若久用温燥，则会引起阳气未复、津血更被耗伤，以温养津液为法，予当归建中汤。

当归24g　桂枝18g　赤芍36g　生姜18g

炙甘草12g　红枣24g　糯米麦芽糖80g

用法：每日1剂，加水800mL，煮取300mL，分2次服。

处方分析：此方为小建中汤加当归而成。方中当归补益津血，温润推动；麦芽糖甘温，大补胃气及荣血；桂枝辛温通阳，芍药酸寒养益津液，两药合用调和荣卫；生姜、大枣、炙甘草补益胃气津液。全方温中补虚，调和荣卫，使阴阳气血生化有源。

7月2日：服上方1剂后，患者精神改善，乏力、气促减轻，腹部仍鼓胀，无口干口苦，口中干涩不适感消失，饮水不多，喜饮热水，左侧肢体乏力，眠欠佳，小便量可，有尿急感，大便质可，舌淡暗，苔焦黑，脉沉细弱。手凉较前继续好转，余同前。

辨证分析：服用当归建中汤 1 剂后，患者精神改善，小便量可，说明津血较前恢复，濡养及推动之力较前增强。考虑患者津血虚弱，易寒易热，恐全量当归建中汤易于化热动血，故予改半量，续服 3 剂。

7 月 5 日：患者面色㿠白较前好转，乏力气促好转，左侧肢体乏力，腹部鼓胀减轻，昨日下午 6 时左右感腹部发痒，且再次出现口干、口中干涩不适感，饮水不多，喜饮热水，纳眠可，小便量可，时有尿急感，大便质可，舌淡暗，苔焦黑，苔上湿润，较前有光泽，脉沉细弱。面色㿠白、下睑苍白较前有好转，腹满鼓胀，四肢血络，手稍凉（较入院时明显好转）。

辨证分析：目前津血亏虚较前改善，下焦淡饮仍盛，但患者形体羸瘦、面色㿠白、下睑苍白、肢体凉、脉沉细弱，一派津血薄弱之象。因津血大虚，从而水饮偏胜，为"血虚水胜"，故以加强养血利水为法，而慎用苦燥温之茯苓、白术，以防更伤津血。予赤小豆当归散以养血解表利水，并间断与当归建中汤交替服用，使津血更加恢复，水饮逐渐祛除。

赤小豆（发芽晒干）48g　　　当归 6g　　　酸浆水 60mL

用法：每日 1 剂，加水 500mL，加酸浆水 60mL 同煎，煮取300mL，分2次服。

7月10日：服上方5剂后，患者神清，精神可，面色淡白，腹部鼓胀继续减轻，但仍较胀，饮水不多，喜饮热水，乏力、气促明显减轻，左侧肢体乏力，纳眠可，小便可，无尿急感，大便日1次、质可，舌淡暗，苔黑水润，脉沉细弱。面色淡白、下睑苍白较前好转，腹满鼓胀较前减轻，四肢血络，手稍凉。

辅助检查：7月9日复查粪便常规示棕黄色，潜血试验阴性；血常规示WBC1.20×10^9/L，NEUT0.74×10^9/L，LYM0.33×10^9/L，RBC3.19×10^{12}/L，Hb78g/L，PLT48×10^9/L。

患者血红蛋白、血小板较入院时明显回升，粪便潜血阴性，考虑病情稳定，予安排出院。出院方案主要予赤小豆当归散与半量当归建中汤，二二交替服用，并嘱家属每日悬灸水分穴1小时，以皮肤觉微温热，并自觉热量能透入腹中为佳。

门诊随诊：患者出院后定期门诊随诊，两方交替服至8月20日，并坚持艾灸，当时见患者腹水明显减轻，腹胀明显好转，怕热，口稍干，下肢偏凉，大便日一行、成形，小便可、夜尿1～2次。舌淡暗，苔灰黑，脉沉细滑。下睑淡，腹满，下肢血络，袜痕，手温可。考虑患者津血明显恢复，胃气为气血化生之源，加强胃气之运化，予《千金》麦曲丸（麦芽12g，神曲12g，苦杏仁12g，清酒60mL）和赤小豆当归散二二交替服用。后调方思路基本上为半量柴胡去黄芩加白术汤（柴胡12g，法半夏6g，生姜4.5g，红枣6g，炙甘草4.5g，白术4.5g，党参4.5g）、《千金》麦曲丸及赤小豆当归散三方之间交替服用。至2019年12月复诊时，血红蛋白稳定在85g/L左右，血小板在60×10⁹/L左右，腹水已完全消退，整体生活质量明显改善，黑苔得以消退。

至2020年3月17日复诊：患者近1周自觉胃脘胀，气促，小便量少，皮肤瘙痒，有痰色白，怕热，无口干口苦口渴，胃纳可，大便日一二行、成形，小便可、夜尿1～2次。舌淡暗，苔薄腻，脉濡滑数。下睑淡，目下卧蚕，下肢轻度水气，腹胀满，手温可。考虑恰逢春分前后，大气升发，患者元气偏弱，不能顺应大气的升发而发生病情变化，予上午服用奔豚汤（当归10g，川芎10g，黄芩10g，赤芍10g，法半夏20g，甘草10g，生姜20g，葛根25g，桑白皮30g），下午服用赤小豆当归散。一周后复诊，患者气促明显改善，小便量增多，脉濡滑数象得以缓解，腹较前明显松软。后继续门诊调治，至2021年底本书完稿时随访，患者病情均稳定，已2年余无须住院，生活质量明显得以改善。

按语：结合此案，谈谈如何从四诊判断人体津血的"虚"。此案患者，在经典经方辨治之前，经常因病情的变化反复住院，后在经典经方体系的辨治下，进行了虚弱津血观下的水血同病的精准辨治，得以明显减少住院频率，血红蛋白和血小板能保持回升并稳定，生活质量明显改善，这也是对医者莫大的鼓励和安慰。

（1）辨虚之法，即识别太阴病之法：在前面泌尿道感染章节（案3的按语中）已通过对小便不利的水饮病机状态进行了比较细腻的阐述。在临床中，水饮作为邪气，"邪气盛则实"，它是一种有形的、可识别的状态，因而识别饮邪相对容易。但临床很大的难点在于如何识别人体津血的"虚"。其实，辨虚之法，就是识别太阴病的方法，可结合"带状疱疹案1"中对人体虚弱津血观的理解和后面篇章"便秘失眠案"中对识别人体"虚"的阐述。"人身不过表里，气血不过阴阳"，人体的"虚"同样表现在表里之间，体现在气血的寒热之间。如何去意会呢？举个例子，都以手凉、怕冷之表寒为表现，但一个患者面色正常，形体适中，胃纳一般，大便稀溏，脉滑或弱，那他的表寒更多是因胃气虚（偏阳的功能）不能温煦所引起；而另外一个患者，面色萎黄，下睑偏淡，脉象偏细，那他的表寒更多是津血虚（偏阴的功能）导致阳的温煦和阴的濡养同时下降而引起。治疗起来前者要注重温煦胃气，如桂枝甘草汤、生姜甘草汤方干之类，后者更应注意津液的温补，如小建中汤、黄芪建中汤之类。归纳起来，对人体"虚"的判断主要在于对患者神色形态的表现、对外周冷热感受的敏感程度、患者机体津液出入功能的正常与否（胃纳和二便）以及医者对患者查体所得进行综合辨别。气血的充足与否均体现在其对人体表里的温煦、濡养、推动、运化之间，这样才能综合辨别人体的"虚"。

（2）水胜血虚，治以养血利水：此案患者形体羸瘦、手冰凉、面色㿠白、下睑苍白，同时伴下焦的淡饮不化、气血不能固摄，这是一派津血亏虚引起不能濡养和温煦的表现，因为津血虚弱到非常"薄弱"的地步，是水邪绝对胜多津血绝对虚少，治疗起来便需要考虑使用能养血利水而不再伤血的药物，如赤小豆、芍药、酸浆水、桑白皮等，经方如赤小豆当归散、建中类汤、奔豚汤等，而当归芍药散、真武汤等虽有养血利水之效，但含茯苓、白术、泽泻等渗利小便的药物，这类药物在淡渗水饮的同时也会渗利津血，在津血非常虚弱的患者身上，这种"杀敌一千，自损八百"的做法反而不一定能取得佳效。

八、从风水论治荨麻疹大发作案

钟某，男，53 岁。2018 年 9 月 17 日入院。住院号：6080×。

主诉：全身红斑、风团伴瘙痒 1 周。

现病史：患者 1 周前开始出现全身散在红斑、风团伴明显瘙痒，无恶寒发热，后至外院就诊，诊断为"急性荨麻疹"。予苯海拉明肌注及美能、开斯亭、富马酸酮替芬片口服后，红斑可消退，瘙痒可暂时缓解，但仍反复。4 天前，患者出现双下肢浮肿，偶有腹部隐痛，便后痛减，遂至我院门诊就诊，予地塞米松及法莫替丁静滴、中药汤剂口服等治疗后，红斑较前消退，瘙痒有少许改善，但全身仍时有新发红斑、风团伴瘙痒。1 天前，患者出现双手浮肿，全身散布红斑、风团，瘙痒明显，日夜不止，现由门诊拟"急性荨麻疹"收入我科。

诊查：神清，精神稍倦，全身散在红斑，部分融合成片伴瘙痒，双手掌、足底蚁咬感，双手、双下肢轻度浮肿，双下肢肤色偏紫暗，稍恶风，无发热，心烦躁，口干多饮，口苦，偶有腹痛，便后痛减，纳可，眠差，小便调，大便每日 1 次、质偏烂。舌淡红，苔黄腻，脉弦滑数。下睑暗红，腹满，双手、双下肢轻度浮肿，双下肢肤色偏紫暗，全身散在红斑、部分融合成片，手温。

既往史：2018 年 3 月中山市某医院行胃镜提示浅表性胃炎，Hp（＋），半月前开始口服四联抗菌治疗，发病以来已停，现无胃脘不适。

西医诊断：①急性荨麻疹；②慢性胃炎。

中医诊断：瘾疹（太阴 - 风水）

基础病机：表束，表寒，伤营；太阴伤血，水饮，里虚；阳明里结，里热，外热，外结。

辨证分析：患者皮疹、红斑、瘙痒、双手掌、足底蚁咬感等表位的不适为表束，稍恶风为表寒，眠差、心烦躁为伤营；太阴层面，下睑暗红、皮肤红斑为伤血，四肢水肿为水饮，大便偏烂为里虚；阳明层面，腹满为里结，口干多饮、口苦为里热，手温为外热，皮肤红疹、成片为外结外热。患者以表为所急所苦，在表有表寒、水气困束，里有阳明结热灼伤津液。治以发散水饮，辛寒清热除结。

处方：《千金》橘皮麻黄汤。

橘皮 18g　　麻黄 18g　　杏仁 24g　　石膏 48g

生姜 24g　　苏叶 18g　　柴胡 18g

用法：加水 1000mL，煮取 300mL，分 3 次服。

处方分析：内含半个麻杏石甘汤解表清热化饮，柴胡、陈皮理气除烦，苏叶、生姜温助解表。

上方服用 2 剂，9 月 18 日夜间患者诉全身瘙痒，以双下肢为主。考虑为风水泛溢，予加服越婢汤发表除饮、清热散结。

9 月 19 日：患者全身瘙痒较前缓解，下肢片状红斑明显减轻，四肢浮肿较前消退，少许怕风。仍口干口苦，心烦热，腹痛缓解，纳眠较差，二便可。舌淡红，苔薄黄，脉浮滑。下睑暗红，腹满，双手、双下肢浮肿减轻，手凉。

患者手由温热转凉，考虑里邪出表，现表寒兼有里热，予大青龙汤发散水饮、清热除烦散结。

处方：大青龙汤。

麻黄 36g　　桂枝 12g　　苦杏仁 18g　炙甘草 12g

石膏 30g　　生姜 18g　　大枣 24g

9月22日：上方服用3剂，患者全身瘙痒明显缓解，皮疹基本消退，未再新发风团，下肢稍肿，予守方3剂。至9月25日病情缓解，予改知母解肌汤（麻黄12g，甘草12g，石膏18g，葛根18g，知母18g）巩固治疗。患者出院后无新发皮疹，精神状态明显好转，后予桂枝加黄芪汤（桂枝18g，赤芍18g，生姜18g，大枣24g，炙甘草12g，黄芪30g）实卫气，固腠理。3周后患者复诊，均无发作。

按语：收功的用方非常重要，相当于两军交战、夺取边城后的再巩固清扫，让人体气血恢复、津液自和、藩篱密固，这是临床许多疾病的治疗过程中不可缺少的重要步骤。

九、慢性胃炎伴烧心反酸嗳气案

李某，女，59岁。2018年10月17日入院。住院号：8066×。

主诉：反复胃胀伴反酸嗳气2年余，加重半年。

现病史：患者2年余前开始出现胃胀，反酸嗳气，胸骨后灼热感，进食后为甚。到我院门诊完善胃镜检查提示慢性胃炎伴隆起糜烂；病理性诊断为（胃角）黏膜慢性炎；碳13呼气试验示幽门螺杆菌强阳性。行抗菌治疗半月余，症状可缓解，近半年上述症状加重，并体重减轻 6kg。经门诊治疗，但症状仍时反复，今为求进一步诊治，门诊以"慢性胃炎"收入我科。

诊查：神清，精神一般，胃胀，反酸嗳气，呃逆，胸骨后灼热感，进食后为甚，偶有心慌胸闷，口干渴，少许口苦，喜热饮，怕冷，汗多以上半身为甚，纳可，眠差，二便调。舌暗淡中裂纹，苔薄白，寸关脉浮滑。下睑暗红，腹满，下肢可，手温。

既往史：慢性阻塞性肺病 3 年。

西医诊断：①慢性胃炎；②慢性阻塞性肺病。

中医诊断：胃痞病（太阴阳明合病）。

基础病机：表束，表寒，中风，伤营；太阴伤血，水饮；阳明里结，里热，外热。

辨证分析：患者怕冷、汗多、心慌胸闷等上焦和表位的不适为表束，怕冷为表寒，汗多为中风，眠差为伤营；太阴层面，下睑暗红为伤血，反酸为水饮；阳明层面，腹满为里结，口干渴、少许口苦为里热，手温为外热。患者以里为所急所苦，先看太阴和阳明的病机，患者里有水饮与里热互结，攻冲于上焦及表位，导致汗多、手温；怕冷为里位不和引起营卫不和所致，并非有表证有表邪。治以清热降逆化饮。

处方：小陷胸汤。

瓜蒌仁 20g　　瓜蒌皮 15g　　生半夏 24g　　黄连 6g

用法：加水 900mL，煮取 300mL，分 3 次服。

处方分析：方中瓜蒌（因医院药房无全瓜蒌，故以瓜蒌仁和瓜蒌皮合用代替）清热降逆，宽胸散结兼可涤痰饮，半夏降逆化饮，黄连苦寒清热。

10 月 19 日：患者服上方 2 剂，胃胀、反酸、嗳气症状缓解，胸骨后灼热感减轻，至 10 月 23 日守方服用 6 剂后，胃胀、反酸、嗳气、烧心感均基本缓解，怕冷、出汗情况明显缓解，手已不温，少许口干口苦，无口渴。予守方 7 剂，带药出院。直至 2019 年 3 月，患者因外出旅游受凉后诱发 COPD 急性加重就诊时随访，胃脘部不适均无复发。

十、易少阳方为厥阴方治胸背痛案

梁某，女，56 岁。2019 年 9 月 19 日入院。住院号：6075×。

主诉：胸痛 1 周。

现病史：患者于 2019 年 9 月 12 日开始出现胸痛，自诉呈刀刮样，并牵扯至背部，无压榨感，偶有心悸，9 月 14 日至社区医院就诊，经补液后缓解不明显。昨日患者胸痛加重，伴头痛、背痛，遂至我院急诊就诊，查心电图、胸片未见明显异常，今为求进一步诊治，拟"胸痛（查因）"收入我科。

诊查：神清，精神一般，胸痛，以左侧胸部、剑突下、后背疼痛为主，无压榨感，偶有心悸，无胸闷，头痛，口干口苦，饮水多，喜冷饮，怕热，汗多，腰痛，纳一般，眠尚可，夜尿2～3次，大便2日1次、成形。舌质暗红，苔白腻，左脉濡弱，右脉濡滑。下眼睑偏淡，腹满，下肢甲错、轻度水气，手凉。

既往史：2型糖尿病2年余，平素服用盐酸二甲双胍片，0.5g，2次/日，血糖控制不详。

入院后查血糖8.19mmol/L。尿常规示尿白细胞酯酶（+++），尿潜血（+），尿白细胞计数103.6/μL。BNP、超敏肌钙蛋白、心酶未见明显异常。胸片、心电图未见明显异常。冠脉螺旋CT示右优势型冠脉，CAD-RAD 0级；中度脂肪肝。心脏彩超示左室稍扩大，升主动脉扩张、硬化，主动脉瓣轻度关闭不全，左室顺应性减退。腹部彩超示脂肪肝、肝囊肿。泌尿系彩超未见明显异常。

中医诊断：胸痹（厥阴中风）。

西医诊断：①胸痛（查因）；②2型糖尿病；③脂肪肝；④肝囊肿。

基础病机：表束，表寒，中风；太阴血少，水饮，里虚；阳明里热，里结，外热。

辨证分析：患者胸背痛、头痛、腰痛、心悸等上焦和表位的不适为表束，手凉为表寒，汗多为中风；太阴层面，下睑淡为血少，夜尿多为水饮，纳一般为里虚；阳明层面，口干口苦、饮水多提示里热，腹满、大便 2 日 1 次为里结，怕热为外热。综上所述，患者以表为所急所苦，表有风寒不解、津血虚不能温煦而有血痹，里有水饮和结热攻冲。本病虽有口干口苦、饮多、怕热等里热壅盛的表现，但下睑淡、手凉，尿频为津血虚、水饮盛之表现，整体病机为半表里、半寒热、半虚实之偏于阴者，病机为厥阴中风。

处方：《圣惠》柴胡桂枝枳实汤。

柴胡 24g　　黄芩 9g　　半夏 12g　　生晒参 9g

炙甘草 6g　　生姜 9g　　大枣 12g　　桂枝 9g

赤芍 9g　　枳壳 12g　　川芎 12g

用法：每日 1 剂，加水 900mL，煮取 300mL，分 3 次服。

处方分析：本方为柴胡桂枝汤加枳壳、川芎组成。柴胡桂枝汤为少阳中风的代表方，加枳壳、川芎，加强了濡养津血、除痹、酸寒补益之效，因此，所对治的病机更趋向于厥阴中风。柴胡作为少阳病表药，能清热解表、燮理三焦；枳壳酸寒补益，与柴胡、芍药、炙甘草合为四逆散，能理气养血解表；川芎为续命方表药，能养血除痹、辛温解表；方中黄芩汤养津液清热，小半夏汤降逆化饮，桂枝汤调和营卫之气。全方共奏解表清热、理气化饮、养血除痹之效。

9月23日：上方服用5剂，患者已无胸背痛，无心悸，怕热好转，汗多明显好转，腰痛缓解，无口干苦，饮水仍较多，喜冷饮，纳眠可，夜尿3次，大便调。舌质暗红，苔白，脉滑。下眼睑淡，腹满，下肢甲错，轻度水气，手凉。

辨证分析：患者胸背痛缓解，考虑表寒血痹明显改善；饮水仍较多、夜尿频，里热及水饮病机仍存在，予守方带药出院。出院1个月后随访，患者病情无反复。

按语：胸痛可由多种原因引起，而比较凶险的疾病像心肌梗死、肺栓塞、主动脉瘤等疾病，由于三甲医院绿色通道的开展，患者会直接进入专科病房行专科治疗。中医一般难有介入治疗的机会，但在有些西医手段相对有限的地方，中医仍有发挥的空间。中医书友会也发布过民间中医利用中医手段治愈腹主动脉瘤的医案，在互联网中，也会见到有医家分享使用瓜蒌薤白类方治愈心绞痛、心梗的医案。这也说明经方在治疗这些急性病方面有很大的空间，而我们要做的就是打下扎实的中医基础，随证而治所遇见的病证，达到经方应有的疗效。

十一、从阴阳二旦入手治失眠案

林某，女，51岁。2018年9月27日入院。住院号：3098×。

主诉：反复入睡困难 10 年余，加重 2 个月。

现病史：患者 10 年前开始时有入睡困难，易惊醒，平素间断在我院就诊，症状较前有所改善，但仍时有反复。2 个月前，患者自觉入睡困难加重，眠浅，醒后无法再入睡，夜间睡眠 2 小时左右，其间在门诊诊治，口服中药治疗为主，病情缓解不明显，现为进一步系统治疗，由门诊拟"睡眠障碍"收入我科。

诊查：神清，精神稍倦，面色稍萎黄，头部、胸背部汗出量多，稍微活动则汗出甚，平素怕热，手足微凉，口干无口苦，口渴喜温饮，无发热恶寒，纳可，眠差，小便可，大便日 1～2 次、质稍烂。舌淡暗，苔薄黄稍干，脉弦细稍迟。下睑偏淡，腹稍满，下肢水气，手稍凉。

既往史：2017 年 12 月因右侧乳房导管原位癌行手术治疗。

西医诊断：①睡眠障碍；②乳房恶性肿瘤（术后、放疗后）。

中医诊断：不寐（厥阴中风）。

基础病机：表束，表寒，中风，伤营；太阴血少，里虚，水饮；阳明里结，里热，外热。

辨证分析：患者有汗多、手凉等上焦和表位的不适为表束，手凉为表寒，头部、胸背部汗出量多为中风，眠差为伤营；太阴层面，下睑偏淡为血少，下肢水气为水饮，大便 2 次、稍烂为里虚（轻度）；阳明层面，腹稍满为里结，口干口

渴为里热，怕热为外热。患者面色偏萎黄，脉弦细稍迟，考虑
为津血虚少，不能温煦肌表及涵养阳热，致营卫不利。

处方:《千金》黄芪桂枝茯苓汤。

黄芪 18g   桂枝 12g   茯苓 12g   麦冬 24g

五味子 24g   川芎 12g   生姜 24g   大枣 40g

用法：加水 1000mL，煮取 300mL，分 3 次服。

处方分析：此方立足太阴中风津血虚少，病传虚热，内含
半个茯苓甘草汤、半个人参麦冬五味子汤，加养益津血之川
芎、大枣，具有解表散寒、滋养津液、养血化饮之效。

9 月 29 日：患者服上方 2 剂，仍精神疲倦，手足较前转
温，眠较前有好转，但汗出较前增多，口干、口渴，饮不多，
大便每日 2 次、质稍干，小便可、夜尿 1 次，舌淡暗，苔薄黄
腻，脉弦细。

辨证分析：前方立足津血虚少为第一层病机，服药后虽手
足较前转温，眠有好转，但汗出较前增多，口干口渴，考虑过
用淡渗辛温，里热较前明显。予加强清里滋养之效。

处方:《千金》桂甘苓栀参麦汤。

桂枝 6g   甘草 6g   黄芩 12g   栀子 12g

生晒参 12g   麦冬 12g

用法：加水 600mL，煮取 300mL，分 3 次服。

处方分析：此方含桂枝甘草汤方干，从阳旦入手，辛甘

温，外解表寒；含黄芩为阴旦理法；合栀子、麦冬、生晒参内清里热，养益津液。全方共奏和营卫、清热养津之效。

10月3日：患者服上方2剂后，睡眠便明显改善，较易入睡，口干口渴减轻，遂予守方带药出院。至10月9日门诊复诊，夜间可睡眠6小时，精神可，大便日2次、成形，白天偶尿频，小便可，无怕冷，无口干口渴，仍较怕热，汗偏多，手稍凉，胸闷，舌淡暗，苔薄黄，脉滑。下睑偏淡，腹稍满，下肢轻度水气，手稍凉。予芪芍桂苓小豆汤。

黄芪 18g	白芍 12g	桂枝 6g	黄芩 12g
白蔹 6g	赤小豆 24g（发芽晒干）		白蔹 6g
熟附子 6g	清酒 60mL		

12剂

用法：加水900mL，加清酒60mL同煎，煮取300mL，分3次服。

至12月4日复诊时随访，患者睡眠情况均较稳定，夜间睡眠时间在8小时左右。

按语：谈谈睡眠与伤营的关系。

（1）卫气昼行于阳而寤，夜行于阴而寐：在经典经方体系中，将睡眠障碍、梦的异常归为基础病机"伤营"，主要依据在经典。《灵枢·寒热病》论述："阴跷阳跷，阴阳相交，阳入阴，阴出阳，交于目锐眦，阳气盛则瞋目，阴气盛则瞑目。"《灵枢·营卫生会》指出："卫气行于阴二十五度，行于阳二十五度，分为昼夜，故气至阳而起，至阴而止。"揭示了睡眠的生理机制与卫气的循行有密切关系。卫气正常的运行规律是昼行于阳，夜行于阴。而眼睛的开合由跷脉所司，正是卫气在夜间运行于阴分，阴气盛，故产生睡眠；白昼行于阳分，阳气盛，故人体处于清醒状态。而卫气能有序循行，离不开营的作用。

（2）营衰则卫强，而夜不瞑：《营卫生会》篇中又对老者与壮者不同的睡眠状态进行了论述。书中言："壮者之气血盛，其肌肉滑，气道通，荣卫之行，不失其常，故昼精而夜瞑。"老者之气血衰，其肌肉枯，气道涩，五脏之气相搏，其营气衰少而卫气内伐，故昼不精、夜不瞑，提出了营血衰弱卫气强而内伐对睡眠的影响。这些都是人体睡眠的主要生理机制。

（3）失眠为伤营，而导致伤营的病机更重要：人体表里津液敷布的失和均可引起营卫的不和而导致睡眠障碍，故分析单一的基础病机时，需综合分析表里之病机，明确引起主诉的主要矛盾。失眠，既可因表位感邪导致营卫不和引起，用桂枝汤调和营卫，如《伤寒论》说："……以营行脉中，卫行脉外，复发其汗，营卫和则愈，宜桂枝汤。"也可因里热灼伤津血导致荣血受损，热邪上扰引起，如："少阴病，得之二三日以上，心中烦，不得卧，黄连阿胶汤主之。"还可因里位的虚寒水饮引起，如："少阴之为病，脉微细，但欲寐也。"故将失眠的病机归为伤营，正如将上焦及四肢百骸的任何症状归为表束一样，将症状向病机过渡，再从表里病机入手，综合分析出六经病机。

十二、细辨虚实、避用苦泄治便秘、失眠案

左某，女，42 岁。2018 年 11 月 12 日入院。住院号：6048×。

主诉：反复大便困难 2 年，加重伴失眠近 3 个月。

现病史：患者 2 年前开始出现大便秘结，2 ～ 3 日 1 次、量少质干，偶有腹部胀满，无黏液脓血便，无腹痛等不适，间断门诊就诊，予中药、针灸等对症治疗，症状反复。近 3 个月，患者出现便秘症状加重，大便次数减少，5 ～ 6 天一行，依赖开塞露等通便药物方能排出；同时出现难以入睡，易醒。在外院中医门诊就诊，口服中药治疗，但未见明显改善。现患者为求进一步系统治疗，由门诊拟"便秘（查因）、失眠"收入我科。

诊查：神清，精神可，大便难解、5 ～ 6 日一次、量少质干，时有腹胀满，矢气多，偶有反酸嗳气、恶心呕吐，口干口苦，喜饮温水，腹部发凉，可闻及肠鸣，少许怕冷，时有颈项酸痛，鼻塞流涕，手汗多，双足少许麻木，纳可，眠差，入睡

困难，易醒，小便调。舌淡暗，苔薄白，脉浮濡滑。下睑淡，腹软，双下肢轻度甲错，手潮。

西医诊断：①便秘；②失眠；③慢性胃炎（胃肠息肉）。

中医诊断：便秘、不寐（厥阴中风）。

基础病机：表束，表寒，中风，伤营；太阴血少，水饮，里寒；阳明里结，里热，里燥，外燥。

辨证分析：患者颈项酸痛、鼻塞流涕、恶心呕吐等上焦和表位的不适为表束，少许怕冷为表寒，手潮为中风，眠差、手足麻木为伤营；太阴层面，下睑淡为血少，反酸为水饮，腹部发凉为里寒；阳明层面，大便难解为里结，口干口苦为里热，大便干为里燥，双下肢轻度甲错为外燥。综上所述，患者表里合病，表为风寒不解，风邪疏泄，津血不能卫外、固护及濡养，里为津血虚少不能濡养润降并病传阳明结热，结合患者下睑淡、腹软、腹部发凉、少许怕冷、大便反难解的情况，存在里虚及津血虚寒，不能温煦和推动的情况，但同时伴阳明里热，应为实热及虚热夹杂。

处方：黄芪竹叶汤。

黄芪 18g	白芍 18g	黄芩 18g	生姜 30g
红枣 60g	川芎 12g	当归 12g	生地 48g
麦冬 18g	生石膏 12g	竹叶 12g	生晒参 12g
生半夏 12g	甘草 18g		

用法：加水 1200mL，煮取 300mL，分 3 次服。

处方分析：此方由黄芩加半夏生姜汤、竹叶石膏汤、生姜甘草汤、半个胶艾汤（川芎、当归、生地黄、白芍、甘草），加太阴的表药黄芪组成，具有益气解表固摄、清热护津、温中养血、降逆化饮、甘寒养津润降之效。

患者服上方 3 剂后，腹部胀满减轻，口干口苦明显减轻，手汗仍多，手指有少许水疱，大便较前转佳，每日 1 次，初始质偏硬，后渐每日变软成形，睡眠质量较前好转。守方共服 10 剂后，患者每日可解大便 1 次、成条，无腹痛腹胀，少许怕冷，手出汗减少，手指水疱，减少，双足麻木也明显减轻，睡眠质量尚可，小便调。舌淡红，苔白腻，中裂纹，脉浮滑。至 11 月 21 日完善胃肠镜检查：①胃体、胃窦体交界息肉；②慢性胃炎伴糜烂；③十二指肠炎；④直肠多发息肉。考虑病情稳定，予守方带药出院。

按语：

（1）本案中用方黄芪竹叶汤的方机分析：黄芪竹叶汤出自《千金翼方·卷二十二》，原文："治发背，黄芪汤主之。"而《简明医彀》也记录此方可治痈疽气血虚，胃火盛，而作渴干呕。此方用于痈疽发背，对应于病机，则为水热痈脓的状态。《刘涓子鬼遗方》书中对痈脓的病机有详细的描述："黄父曰：夫言痈疽，何以别之？岐伯答曰：荣卫稽留于经脉之中，久则血涩不行。血涩不行则卫气从之不通，壅遏不得行，火不止，热胜，热胜则肉腐为脓。然不能陷肤于骨，髓不为焦枯，五脏不为伤，故曰痈。"而痈脓的患者，由于火热的灼伤，同时津血的流失，会造成津血耗伤，虚热与实热并存，津液在表里敷布失和、营卫不利的状态。此时患者虽有火热之象，但面色可能偏黄白，下眼睑可能偏淡，精神偏虚羸，甚至畏寒、手凉。《伤寒论》说："疮家，虽身疼痛，不可发汗，发汗则痉。"此时，应立足清解里热、养益津血、制化水饮，故黄芪竹叶汤中含竹叶石膏汤清热透邪养津，阴旦法黄芩汤清解痈脓水热，半个胶艾汤（川芎、当归、生地黄、白芍、甘草）、生姜甘草汤从甘寒、辛温、甘温入手养益胃气、滋养津血。黄芪作为太阴病表药，甘温益气，在津血耗伤、营卫失和的情况下，能助气血的敷布。而经典经方重视方机与病机相应，只要方机符合疾病当下的病机，便可使用并能达到比较理想的疗效。

（2）如何从津液观、表里观、正邪观对本案病机中的虚实进行细腻的分析

①虚实之辨，为正气与邪气之辨。《黄帝内经》对虚实是这样定义的："邪气盛则实，精气夺则虚。"因此，凡是讲"虚"，都是指人体的精气、气血津液的充足与否，是指正气方面；讲"实"，是指人体存在了不需要的、多余的邪气，比如外感六淫、内伤七情、内生寒饮瘀血等，这些都是代表邪气，

临床中我们要多关注这些邪气是怎么产生的。对"虚"而言，无论是虚寒还是虚热，都可以表现虚的外候，只是另加寒热的不同，这就需要医者通过四诊对患者进行综合的判别。

经典经方首重表里之辨，有表邪需解表，重视不同表药的使用，然后是虚实之辨。临床中，如果我们辨别患者出现了"寒"的病机，那么是以实寒为主，还是虚寒为主，用药就有辛温、辛热（偏通偏散）和甘温（偏补益）的不同。同样，虚热和实热的不同，治法也有甘寒、酸寒、苦寒、咸寒的区别。那么，我们应该如何来分辨虚实？

在临床中，对"虚"的判断是相对主观的，考验着医者的临证能力。所以，中医辨证都难免带有一定的主观性，而主观所得出的结论准确与否则依赖于大量的临床实践及临床体悟的升华。

②"虚"体现在人体津液"阴阳"两方面功能的下降。正因为"精气夺则虚"，人体正气虚了，则主要体现在人体津液濡养、润降、敛藏等偏阴的功能，以及温煦、推动、卫外、固摄等偏阳的功能下降了。"人身不过表里，气血不过阴阳"，分清了津液这两方面不同的功效，才会对因津液"虚"而在表里所产生的临床表现有更清晰的认识。

在临床中辨证用方，很重要的方面是在恢复津液"阴"和"阳"的功能。我们可从药物的功效来辅助对"虚"的理解。

经方中针对"虚"证所用的补益药物，如桂枝、黄芪、干姜、白术、人参、生姜、麦冬、百合、生地、甘草、阿胶、当归、饴糖等，均是在发挥温煦或者滋养人体津液的不同功效。

③里位之"虚"，需综合判断。在表位的情况，患者出现精神倦怠、少气难言、面色萎黄或者㿠白、下睑淡白或者苍白、手凉、肌肤甲错等，这是人体津液在外周濡养、温煦和推动功能不足的表现，通过这些表现可以比较直观地推断人体为"虚"。而对于人体里位的情况，如小便频多、大便不利、胃纳差、腹软喜按等，这是津液在里失于制化的表现。但里位的"虚"往往是难于判断的，因为病机很多时候夹杂了虚和实。如阳明里实热，患者可以出现纳差，太阴里虚也可以纳差；同理，患者出现大便秘结，看似实证，但若伴见形寒怕风、面色㿠白、舌淡下睑淡、肢凉口淡等，则未必是实热证。

人体是表里相连、气血相通的，表和里在划分时是分开的，但气血的周流是分不开的。如胃气虚，里虚偏于阳的方面，会出现纳差、便溏，很可能在表也会出现失于温煦的表现，如怕冷、手凉。结合在表的表现，反过来也可推断纳差、便溏很可能是胃气偏虚引起。胃津虚，里虚偏于阴的方面，常出现大便硬、口渴、怕热、手温。真阳虚，也会出现卫阳虚、卫气不温、不固、不能防御等表现。这就是表里相连、津血互通，分析表里的病机时，千万不能够绝对分开。当然，临床很可能是胃气虚、胃津虚同时存在，这也是有这么多虚实寒热同用的方子的原因。因此，里位的"虚"，要结合表位津液敷布的情况来推导，还包括脉象、二便、肢温、口味等。

④从四诊谈谈"虚"的临床表现。在望诊中，重点关注患者的神态、形体，因为这是人体津液在濡养功能方面的直观表现。神情的疲惫和形体的瘦削是明显偏阴、偏虚的征象，往往代表气血津液的敷布不足和胃虚；闻诊、问诊中，患者的气息、声音也直接体现出气血功能的低下，而气息微弱、声低息短为虚，纵使有实邪，也要把握好攻邪与补益的比例。

在脉诊中，脉的无力可体现人体正气（气血津液）的不足，而有力却不能说明人体的正气（气血津液）是充盈的，很多患者晚期还会出现很有力的脉象，因为病邪太"实"了，就像在一个房间里，十分之八都是病邪（水湿、痰瘀等），十分之二是正气，那么这个房间也是满的，表现在脉象往往也会滑而偏实的；如果仅有十分之一的正气，没有了十分之九的邪气，那么脉往往是弱的、微的。所以，当邪气跟正气夹杂在一起时，正邪相争，呈现的脉象往往是很有力的、浮大的、不和缓的。

临床中，有很多症状，并无明显的虚实指向，它们既可出现在实证为主的病机中，也可见于虚证为主的病机中。例如，腹痛、便秘、胸闷、心悸等，虚证、实证、寒证、热证均可发生。因此，要鉴别虚实，必须四诊合参，通过望形色、舌象，

闻声息，问起病，查体按腹、脉象等多方面进行综合分析。一
般说来，虚证多身体虚弱，实证多身体粗壮；虚证者多声息低
微，实证者常见声高息粗或者不甚微弱；久病多虚，暴病多
实；舌质淡嫩、脉象无力为虚，舌质苍老、脉象有力为实。而
纯实证或者纯虚证，临床并不常见，大多数病机多为虚实夹
杂，这也是为什么绝大多数的经方都属于厥阴病类方的原因。

　　⑤用太阴之虚来衡量阳明之热的虚实。由上可知，临床对
虚实的判断是综合的，只有通过四诊对患者多方面信息的综
合、表里病机的互参，才能更好地分辨虚实。回到此案例，患
者虽有大便难解、5～6日1次、量少质干，伴时腹胀满、口
干口苦等实热证的表现，但怕冷、手汗多、腹部发凉、喜饮温
水、肢体麻木、腹软、下睑淡，这是一派太阴津血虚少，导致
气血在里不能温煦和润降，在表不能濡养、固摄和温煦的表
现，再通过这些太阴的"虚"来衡量阳明的热，患者大便秘
结、口干口苦也是建立在太阴津血虚少的基础上，在内不能濡
养，同时津血虚产生了虚热，并部分转实的表现。因此，辛甘
温＋甘寒＋苦寒为主的黄芪竹叶汤便覆盖了患者整体最真实
的病机，从而取得比较理想的疗效。

第四部分

师徒大讲堂

许师讲三阳热病病传及治法 ①

　　在急性发热性疾病的病机中，大多数会处于三阳病的阶段。我们用一张图来解构三阳病，以期了解三阳热病的病传及治法（图 1），达到治疗三阳病发热能一剂知、两剂已的效果。

　　我们在门诊中最常见的具有代表性的发热类型就是三阳病中的少阳阳明、太阳阳明和阳明病。三阳病经过这样分析以后，我们会对它们内在的发病机制、病传和转归有一个非常好的预判。有了这个预判以后，我们对疾病的病势、处方的方向的把握会更加细腻，一般就可以做到一剂知、两剂已。

　　这张图包括三部分内容：解表法、解肌法以及和胃法。这是我们对伤寒法则非常实用的解读。一提起伤寒法则，很多人会说，就是六经辨证。但是，六经如果不拆分的话（指只分到太阳病、阳明病、少阳病、太阴病、少阴病、厥阴病），临床就做不到六经"辨"的层面，用起来往往是套。套和辨是两

---

① 本次讲堂为许师 2019 年 6 月在广东省中医院"许家栋名医工作室"的专题读书会上的讲课内容，参与者是许家栋广东省中医院弟子。

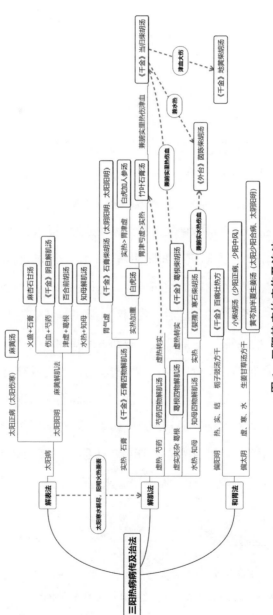

图 1 三阳热病传及治法

个概念，辨更细腻的病机远远比套方更加有效，"人身不过表里，气血不过阴阳"，通过"辨"的层面，我们把人体的结构解读到最小的单位（基础病机），这样就会非常深入地去认识疾病的本质和病机。这种方法有什么优点呢？就是我们是处在疾病发生的最小病理单位去看，就像西医看到细胞、分子这个层面。我们讲整体观，但是整体观要解构之后，再回到整体，这才是真正的整体观。因此，解表，也可以拆分为三种方法：解表，即发汗解表；解肌，就是存津液而解表；和胃，乃和中而解表。虽然都是表的疾病，但因为基础病机和患者病势的不同，用解表、解肌、和胃三法泾渭分明。当患者需要和胃去解表的时候，用了发汗去解表，那会耗伤津液，引起疾病的进一步传变；当患者需要解肌去解表的时候，用了大发汗，可能就引起了亡阳。经典经方体系中这三法不但让临床医生规避了误治的风险，而且在此基础上，可以丝丝入扣地去解病证的病势，从而达到一剂知、两剂已的效果。

一、解表法

先讲讲解表法。太阳病，首先是太阳的正病，也就是太阳伤寒麻黄汤证。麻黄汤证是人体的胃气、胃津和邪气在最表的一层相争所形成的抗邪反应。邪气的入侵是在肌腠、皮肤、四肢百骸这些人体表的位置。表就相当于一个国家的边防线，边防线上本来驻扎了一个师的军队作为正常的边防力量。当发现"敌情"的时候，边防线上的"军队"就会发出预警，人体就会突然感到怕冷。收到了这些预警，人体里位的津血就会到表上去防御、温煦、固摄。这是人体对邪气入侵的一种生理反应。如果人体连这种反应都没有，人就不能在自然的环境下"尽百年而去"。假设人体本来的津液是十分，在里位五分，在表位五分，这是正常的人体未受邪气入侵的状态。当边防线上发生预警之后，就会有一部分里位的津血调动到表上去祛邪外出。那么，这就形成两种状态，一种是邪气困束在表，一种是胃气、胃津凝滞在表。这时津液的分布就变成了表占七分，里占三分。这又会导致两种状态出现，第一种状态是恶寒，邪气入侵时第一层病机导致了恶寒的出现。"太阳病，或已发热，或未发热，必恶寒，体痛，呕逆，脉阴阳俱紧者，名为伤寒。"（《伤寒论·辨太阳病脉证并治上》）第二种状态是发热，第二层病机是胃气、胃津和卫阳凝滞在上焦和表位，引起了发热。这种发热，是人体的胃津、卫阳在表位多了（充斥有余）而导致的发热，这也是区分太阳发热和阳明发热的要点。客观地说，如果不区分太阳热和阳明热的本质，便容易导致三阳的发热含混不清。简单来说，太阳之热，应卫气（卫阳）实；阳明之热，应邪气（火热）盛。这样就可以把太阳之热和阳明之热区分开来。太阳之热需要用麻桂，阳明之热需要用芩连，治法是泾渭分明的。这样，在我们临床中治发热的时候就不会用错药。

太阳的发热，第一层病机是寒邪困于肌表，第二层病机是胃气、胃津、卫阳凝滞在表。本来人体的津液是表里各占五分的，当邪气在表困束时，胃气、胃津、卫阳往表上（表位和上焦）凝聚，会引起发热。因此，太阳病，是先恶寒，后发热，并且在这种情况下，患者自觉恶寒症状更明显，发热症状相对更轻一些，当然体温可以比较高。麻黄汤证的患者，体温甚至可以达到40℃，但是患者自身仍怕冷喜盖被，而不是表现为"恶热"。阳明病的患者，表现为"不恶寒，反恶热"，甚至掀衣揭被。临床上，就是通过这些自觉和他觉症状来区分太阳和阳明热。另一方面，由于邪气困束在表，引起胃气、胃津凝滞在表，会导致里面的津血不足，本来里面有五分，现在只有三分了，另外七分趋表，那么，这就会导致人体上焦的一些所急所苦，如伤寒"呕逆"、麻黄汤证中的"无汗而喘"。为什么会出现这些症状？人体是这样的津液输布状态，当表位上有邪气困束，需要调动里面的津血抗邪外出的时候，它是就近调用的，先调用上焦的津血，那么上焦的位置空出来了，就会被下焦的浊水浊气所占领，那么人就会出现胸满、咳逆、喘。所以麻黄汤证的喘是因为里位、上焦的津血调动到表位去了，和水饮阻滞中焦的喘是不一样的。因此，只要把表位多余的卫气、胃津发散出去，人体表里的津液便都能润降、温煦了，胸满、喘、咳逆的症状也就缓解了，这就是太阳病不用里药来治喘的道理所在。

需要强调的是，很多医家会用"能不能吃饭、想不想吃饭"来区分是太阳病发热还是里病发热，或是阴病发热。其实这是不太严谨的。因为上焦的津液被调动到表上去以后，里位的津液就减少了。里位的津液少了之后，影响了脾胃的运化，便不能正常消化饮食和腐熟五谷，其"饮入于胃，游溢精气，上输于脾，脾气散精，上归于肺，通调水道，下输膀胱，水精四布，五经并行"的功能就会被打乱。所以，太阳表病的麻黄汤证，也会出现不想吃饭，出现水液代谢的异常，如咳嗽、咯痰、鼻涕等水饮增多的症状。这是因为趋表的津液多了，在里的津液不足，不能制化所引起的。

那么，对在表的所急所苦，我们用解表来治疗。从麻黄汤组成（麻黄三两，桂枝二两，杏仁七十枚，炙甘草一两）我们会发现，如果先不看麻黄的话，里面的桂枝甘草汤是治疗"发汗过多，其人叉手自冒心，心下悸，欲得按"，本就能治疗里病；再看杏仁，可以治疗"寒心、奔豚"（《本经》），能温中、化饮，炙甘草在这能和胃。可见，尽管经方对表里的分辨是泾渭分明的，但彼此之间又联系紧密。上焦的津液被调动到表位去，这时也需要安和里位，在发汗的时候就要注意降逆，所以麻黄汤里面，麻黄解表，可以发汗，但是桂枝可以治上气、吐吸（《神农本草经》语，指呼吸异常），可以平冲降逆；杏仁可以治疗寒心奔豚，可以降逆；甘草可以安和中焦。整张方子能发汗、升散，也能润降、平冲。但是麻黄三两，桂枝二两，还是发散的力量大一些。因为桂枝虽然能降，但是配上麻黄则能发散；杏仁能降，但是其性味辛、苦、温，也能微微地发散。有时在虚弱的患者身上，杏仁可以理解为小麻黄。比如说，《金匮要略·痰饮咳嗽病脉证并治》说的"水去呕止，其人形肿，加杏仁主之。其证应内（通'纳'）麻黄，以其人遂痹，故不内之；若逆而内之者，必厥。所以然者，以其人血虚，麻黄发其阳故也"。所以杏仁是能发表的，只不过它在发表的时候更加兼顾到润降的方面而已。

这样，我们对整个太阳伤寒、太阳病发热、麻黄汤证的发病机理和治疗机理都有了非常好的了解，有助于我们在表的层面上去解构《伤寒论》。《伤寒论》为什么难读？就是表的层面太多、太烦琐，让后来的学者在表病的辨别上就难住了，阻碍了经方思维的建立。从麻黄汤证解构出的这些表里层面，就知道表里之间是紧密联系的，津液是分阴阳的。我们常说，经方是表里观、正邪观、津液观，三观统六经，六经钤百病。百病有成千上万症状，每个人的证候都不同，这么多症状怎么去治疗它，古人就建立了六经辨证模式，用六经统领六个方向，一下子就执简驭繁了。如果还是觉得难学，那么用三观来分析疾病的病势以及药势的对应关系，这样就更加简单了。

首先要把麻黄汤证、太阳伤寒的病机以及麻黄汤的药势理解，只有在这个基础上，才能去解构下面的知识点。学了图1，我们就可以用这三法来辨证治疗平常在门诊上遇到的发热。当然，治疗三阴病、真厥阴病，以及那些躺在 ICU 里面的发热患者，需要对阴病、血病、水病有更加深入的理解，门诊医生往往一年遇不了几个。而在日常的门诊中，解表、解肌、和胃三法是最常见发热的治法和基础方药。

我们读《伤寒论》第4、5条的时候，会发现太阳病的病传是特别快的，最短一日，最长三日就可以病传了。"伤寒一日，太阳受之，脉若静者，为不传也。颇欲吐，若躁烦，脉数急者，为传也。"病传哪里？传太阳阳明。它所传的方向，第一是阳明。为什么会先传阳明？这是因为发热的人体质不那么虚弱，胃不弱，则先传阳明为主；胃弱时，则传少阳，这个我们最后再讲。最常见的就是传阳明，所以说临床上发热的患者，太阳阳明和阳明病是最多见的，尤以太阳阳明为主。为什么？表上（表位和上焦的简称）的寒邪未解透，里位火热已盛。表上寒没解透就要保留麻黄，去除表寒；里面的火热盛了，这时就不能再用辛温的桂枝和杏仁，所以去掉这两味性温之药，换为解肌法。最常见的太阳阳明病是麻黄解肌方阵，包括清实热而解肌的石膏法、清虚热而解肌的芍药法、虚实兼顾的葛根法和水热兼顾的知母法。

用四张代表方让大家理解。如果患者表寒未解透，里热燔灼，常用麻黄配石膏，如麻杏石甘汤，《伤寒论》63条："发汗后，不可更行桂枝汤，汗出而喘，无大热者，可与麻杏石甘汤。"为什么麻杏石甘汤在治疗发热时常用？就是因为太阳、阳明以火热盛为主的时候，这是开首第一方。

这是火热盛时的选方，但火热盛是会灼伤津血的，伤津、伤营、伤血、伤液，会耗伤人体的精华。当伤血时，如眼睑淡白、女性月经量少、面色萎黄，但仍存在火热充盛，太阳表寒未解透，这个情况下就用《千金》阴旦解肌汤。其组成是葛根四两，芍药二两，黄芩二两，甘草二两，大枣十二枚，麻黄一两。黄芩清火热，芍药、甘草、大枣养津血，麻黄解表寒。太阳表寒未解，阳明火热燔灼，耗灼阴血，常用这张方对治。这个方尤适用于老人、虚人、妇人的太阳阳明发热，它常伴有血痹的病机存在。而相对来说，麻杏石甘汤主要对治火盛的情况，但麻杏石甘汤有杏子汤的方干，而杏子可以行水，故还能对治水的层面，《金匮要略》云："水之为病……脉沉者，宜麻黄附子汤；脉浮者，宜杏子汤。"这就说明杏仁可兼治风水层面的问题，有解表化饮之功。麻杏石甘汤即麻黄汤去桂枝加石膏，对治"桂枝下咽，阳盛立毙"的里热证，加大量石膏，倍用麻黄，以去清实火实热。

另有一种情况，患者出现了津血虚的所急所苦，或患者本身即津亏液少，或营养不良的老人、小孩突然出现发热，属于太阳阳明的发热，但本身就存在津液不足，胃不能运化，这就需要用到百合前胡汤这张方。其组成为百合30g，北前胡9g，麻黄9g，葛根12g，石膏18g，麦冬24g。百合、葛根、麦冬为"和胃气、养津液、养阴"之药；加麻黄去解表寒；加前胡轻微补益，同时可以散寒。前胡为厥阴表药，同时可以养胃气。在虚的层面，因津液亏虚不能濡润产生虚热，或者虚热转实，或者兼有表寒，这类发热都可用百合前胡汤，适用于明显的津液不能濡养，或者大便干燥，或痰黏难咯，或咽喉干燥，或肌肤甲错，再伴有太阳的寒、饮不解和阳明的轻微实热，整体以虚热为主。

还有一种情况，太阳的表寒未解，阳明的里热燔灼，并兼有水热。水热常会有明显的小便不利，典型症状如小便不利、尿血、小便灼热，或女性的白带增多、白带变黄，当这些层面出现，单纯去清热解表，不去治水热、制化下焦浊水浊气，就会因表里不安和而解不透表。《伤寒论》28条："服桂枝汤，或下之，仍头项强痛，翕翕发热无汗，心下满，微痛，小便不利者，桂枝去芍药加茯苓白术汤主之。"当小便不利，伴有表不解时，单纯解表不能达到目标，要先利小便，让水饮去而里位气机得畅，然后再解表。但太阳阳明兼水热患者的火热充盛时，就不适合用茯苓、白术去利小便，因为会令"胃中水竭"，此时可用固护津液而利小便的知母，这就是兼有水热层面的治法。

以上说的就是当太阳层面（太阳的本病——太阳伤寒，或是太阳阳明合病）未解透所出现的临床发热的证候及方药。针对这一方面内容，大家有什么疑问可以提出来。

问：伤血和津虚的鉴别？

答：伤血会出现血的所急所苦，如眼睑淡白、面色㿠白、面色萎黄，或血不能濡养，或出血，如咯血、血络不安，或女性的经血不利，此为伤血的层面。津虚则看胃中津液怎样，胃中津液少了，就会咽干、大便燥结、干咳、咽喉嘶哑，以津液不能濡养为表现。伤血为津血虚少，人体不安和。一为血证，一为（津虚）虚热火证。

问：会不会两个兼杂，既有伤血，又有津虚？

答：当既有伤血又有津虚的时候，伤血比津虚的层面要重，血在津的后一层，治血就好了。例如《千金》阴旦解肌汤的芍药既能濡养津血，也能养津。

问：麻黄解肌法是否为解肌大法之下的分支？

答：麻黄解肌法为太阳层面上，太阳的表邪未解透，病传阳明，太阳与阳明合病，这个是阳明病兼表证，即火热兼表。太阳表寒未解透，即有恶寒症状；阳明病身灼热，手足温，汗出，不恶寒反恶热，而麻黄汤证有恶寒。没有表寒就不能用麻黄，没有表位的水气不能用麻黄。

问：葛根更适用于虚实夹杂，还是津虚为主？

答：应以津虚为本质。葛根味辛，能散一部分表邪，但没有实邪也完全可以用葛根，必须要有津虚层面的问题才能用。

二、解肌法

接下来讲解肌法。前面已有提及。解肌法特点是太阳寒水（寒为表寒、风寒，水为溢饮、风水）已解透，阳明火热兼表。火热攻冲燔灼，会导致表位不和，表的症状有无汗、发热、肢体疼痛等，阳明里位的火热灼伤津血，会出现津液不能濡养、润降的火证。解肌法对治以火热为所急所苦，兼有表不解，但没有像麻黄汤证那样的风寒困束。它是在表上或有风，或有热，或有津血被灼伤不能濡养、润降的情况。主要有四个大法：清实热而解肌的石膏法，清虚热而解肌的芍药法，虚实皆清的葛根法和清水热的知母法。

首先介绍最常见的石膏法。当患者的热势很盛，一般以实热为主时，代表方有石膏四物解肌汤。组成：石膏24g，丹皮 24g，升麻 24g，炙甘草 24g。石膏辛寒，丹皮辛寒，升麻辛寒，用辛寒来解这热势。在解肌法的四个方中（图 1），此方清实热、发表邪的药势是最突出的。如果在石膏四物解肌汤证的基础上，出现胃气亏虚的情况（如服用上方后出现腹泻，或患者本身有里虚腹泻的病机），这时可以用《千金》石膏柴胡汤。组成：石膏 48g，柴胡 24g，升麻 18g，生姜 18g，葛根 48g，竹茹 48g，芍药 24g，杏仁 18g。生姜配杏仁对治胃气亏虚或者轻微胃寒，因为杏仁可以治寒心奔豚；生姜可以温中化饮，养胃健胃；竹茹可以补虚利水。所以当存在实火实热，同时伴有胃气虚时，可以用这个方，这就是在太阳阳明层面的石膏柴胡汤。还有一种情况，太阳的表寒未完全解透，但阳明的里热已经很盛，就不能用麻黄了，因为麻、桂为阳明病的禁忌，这时可以用生姜发散一下，例如黄芩加半夏生姜汤条文："太阳与少阳合病，自下利者，与黄芩汤；若呕者，黄芩加半夏生姜汤主之。"（《伤寒论》172 条）这里的生姜既可以用于太阳的寒未解透，也可以用于太阳的微饮解不透。这是临床上非常细腻的一种病机情况。

接着是实热加重。石膏四物解肌汤是典型的实火实热兼表，实火实热继续加重而出现火热燔灼、灼伤人体表里的津液，在表上可出现大汗出，在里可出现胃中燥烦这种情况。我们说解肌法石膏用量轻，白虎法石膏用量重达 500g，对应的就是出现实火实热加重的情况。这就是说，当实热加重，解肌法不能对治这种热的时候，可用白虎汤；而白虎汤证也会出现变证，实热的同时伴有轻微的胃津虚，实热重而胃津虚轻是白虎加人参汤，当胃津虚重而实热轻则是竹叶石膏汤。这就是从清实热而解肌的石膏四物解肌汤到白虎法再到白虎法变证的延伸。胃津虚重而实热轻，如《伤寒论》（317 条）："伤寒解后，虚羸少气，气逆欲吐，竹叶石膏汤主之。"津虚的一面、人体虚的一面表现出来了，就用竹叶石膏汤。还有一种情况，实热加重以后，就是刚刚说的里热燔灼，也会结成燥烦满实大便难的腑实证，这个就是里热为主兼有腑实证，单纯的石膏不能对治里位的燥烦满实，需加上大黄，这就是《千金》当归柴胡汤。其处方和剂量如下：当归 12g，黑柴胡 12g，大黄 18g，黄芩 18g，升麻 12g，石膏 12g，生甘草 12g。其中石膏、升麻、甘草，保留了石膏四物解肌汤方干，加上并重用苦寒泄下的大黄、黄芩来对治腑实。所以，当患者出现大便难、高热不退兼有使用石膏解肌法病机的情况，可用《千金》当归柴胡汤。还有一种情况，实热燔灼，灼伤津血，津血大亏，不能用苦燥的药来攻下，则可用《千金》地黄柴胡汤。其组成为生地100g，柴胡 30g，升麻 18g，栀子 30g，石膏 30g。其中地黄配石膏来解决这种津血亏而有热的情况。通过这一条线，我们从石膏四物解肌汤串解了整个实热解肌的病传过程，即实热—实热加重—实热伤津—胃津亏虚为主—腑实形成—津血大伤。针对这一主线，大家有什么疑问可以提出！

问：《千金》当归柴胡汤对应的病机是实火实热灼伤津血，为什么选用辛温之当归？

答：人身本具阴阳，病则兼现寒热。为什么竹叶石膏汤证胃津大亏，其中用了一个半夏呢？当你选用一派寒凉的药时，就不符合人体的表里规律和阴阳规律了，就像我们之前课中所讲的，纯阴为鬼，纯阳为仙，而人是半阴半阳。既然限定了人体是半阴半阳的体质，那么若用药一派寒或是一派热的话，就不符合这种半阴半阳了。所以《伤寒论》第58条告诉我们："凡病，若发汗、若吐、若下、若亡血、亡津液，阴阳自和者，必自愈。"其中没有说阳自和也没有说阴自和，而是阴阳自和。我们看《伤寒论》90%以上的方子是寒热攻补并用的，纯寒纯热、纯攻纯补的十无其一，这样才符合人体半阴半阳的规律。

问：病传至《千金》当归柴胡汤证就变成实了，而我们印象中太阳传至阳明再传至少阳，是个逐渐变虚的过程，这条线里面却是先虚了后变成一个腑实，这个该如何理解呢？

答：若把线画成白虎汤证直接传至《千金》当归柴胡汤证会比较容易理解，但是我们在临床中发现，当人体津血不伤时，病传腑实的机会反而少见，人体的津血是润降的，当津血足够润降时，不容易形成腑实。只有当邪热灼伤津血，津血伤了才更容易变成燥、变成实。白虎汤证是里热燔灼，灼伤的是什么？灼伤的是津血，而津血是濡养和润降的，当濡养和润降功能下降了，肠间就更容易形成燥屎了。所以津血伤了以后，才会形成腑实证。为什么承气法每一个方子都有清酒（指大黄酒洗）？清酒就是用来养津血的。前人研究《伤寒论》，认为"阳明病是白虎法、承气法"，值得商榷。白虎法是里热兼表，而承气法是病传厥阴，所以说"厥应下之"指的是承气法。为什么厥阴篇中会出现承气汤证呢？因为当真正传到一个燥、结、实的时候就是厥阴病了，所以阳明病法多食、当手足温，但是到厥阴病的承气汤证时则反不能食、手足逆冷，这是什么病呢？这就是厥阴病。所以必须有个津血伤的基础才能结燥、结实。这就是真正的从伤寒法度去认识人身机体的规律和人身正邪的关系。这一条主线在临床上非常常用。

问：像这种情况为什么不用咸寒法，比如芒硝呢？

答：咸寒法在下面，况且我们今天讲的是三阳发热，是治发热患者，并非治便秘患者。我们看，病传至《千金》当归柴胡汤证，腑实已经形成了；还有一种情况，腑实日久或腑实虽未久但兼有水热，进而形成一个《外台》茵陈柴胡汤证。其处方和剂量如下：茵陈12g，柴胡12g，大黄18g，芒硝6g，黄芩18g，升麻12g，栀子12g，芍药12g。燥伤血，加上里燥兼水饮，方中的大黄、芒硝是半个调胃承气汤，大黄是火药中的水药（指治火证并能利水的药），可以利小便；芒硝可以"下水、化七十二种石"，这是《本经》告诉我们的，是不是就是水药？茵陈是典型的水药，大黄、茵陈、栀子配伍就是茵陈蒿汤，茵陈蒿汤治疗什么？治疗黄疸，黄疸就是水热病。患者发热，出现口渴、饮多、二便不利、小便灼热、女性白带增多、黄带、赤痒等情况的时候，《外台》茵陈柴胡汤常用。我们在临床上用这两个方子解决了很多顽固性的发热，好得非常快，因为是阳明病。所以临床上遇到长时间发热，只要属于阳明未解透，用上去效果非常明显。我们从麻黄汤病传至太阳阳明的麻黄＋解肌方阵，再讲到解肌方阵中的实火实热层面的病传，实火实热—实火实热伤津—伤血—结燥—水热，这条主线临床上可覆盖一半以上的发热患者。

接着继续讲虚热的层面。虚热层面是芍药四物解肌汤（芍药 24g，升麻 24g，柴葛根 24g，黄芩 24g），这个是虚热为主，比如说患者发热的同时存在口渴、咽燥，或是大便干燥，或是胃津虚伴见大便稀溏等证候，芍药四物解肌汤便可对证使用。这个方的作用非常奇特，当虚热的"热"达到比较盛，迫使津液外泄时，可见下利；而当虚热耗伤津液，不能濡养时，则可见大便干燥。所以这个方子既可治疗下利，又可治疗大便干燥，但是病机是以虚热为主，因为芍药、葛根配伍是增加津液去制衡因阴津少而致的阳热。上面已经提到，解肌法是火热兼表，这个方同时会兼到表的层面，其中升麻、葛根辛寒解表，黄芩苦泄可制化火热冲逆及防止虚热转实，这也是老人、小儿、虚人发热常用的方子。虚热灼伤胃津，虚热转实以后也会进入石膏方阵，这可以从图 1 看到。从太阳阳明开始病传至实热这个层面，下面很多层面如虚热、虚实夹杂、水热都可以转归至实热，因为发热性疾病的病传还是以热为主的，热邪灼伤津液便可能会转实，这是整体的虚实转化的规律。正因为虚实不断地互相转化，才体现出六经不是机械的、割裂的，而是一个圆融的状态，六经辨证也是符合人身规律的辨证体系。这个方子临床非常好用，除了治疗发热患者，诸如小儿多动症、抽动症、发痉、癫痫等符合相应病机的病证亦常用，大家可以在临床中去验证。其基础必须是虚热，太阳寒水解尽不能用麻黄解表的时候，可尝试辨证用这个方去濡养清热发散。

虚实夹杂，虚是以津虚为主。葛根可以补益津液、顾护胃津、濡养津液，其性味辛甘寒，甘能滋养，辛寒可以兼顾实热的层面，但总以津虚为主。另一个虚热层面的方，葛根四物解肌汤（葛根 24g，升麻 24g，芍药 24g，生甘草 24g）。方中葛根、生甘草养津液，增加人体阴的润降、濡养的功能；升麻辛寒，能对治兼表的问题。虚实夹杂，葛根四物解肌汤证中会有明显的因津液不能濡养之口燥渴，津液不能润降的，或是大便燥结，或是下利的表现。葛根法的药势，既可治疗下利，又可治疗大便干燥，因为它既可使津液濡养、润降，同时又能清热使津液不致（因热迫）外泄。当病机由虚热转实，便传变为葛根柴胡汤这个方。葛根柴胡汤（葛根 24g，柴胡 24g，芍药 24g，黄芩 24g，生甘草 12g，石膏 48g）是在葛根四物解肌汤基础上加入了石膏，对应的病机则由虚热转实。而虚热转实兼腑实灼伤津血时，又传变至《千金》当归柴胡汤。我们会发现，三阳热病以阳明为主，当知道这个虚热实热的转化、病传的关系后，就能在临床上应用得更加灵活自如。

问：葛根柴胡汤中的甘草是炙甘草还是生甘草？

答：解肌法，大都是用生甘草；所有的四逆法，都是炙甘草；所有的阳旦法，都是炙甘草。"炙甘草"是《伤寒论》的原文，《伤寒论》中所有炙甘草都是炒甘草，它能辛甘化阳，但不能加蜂蜜，因蜂蜜会牵制其辛甘化阳的作用。

问：今天所讲三阳病的发热，是不是忽略了阳旦法治疗发热？

答：我们现在所讲的三阳病的发热，三阳是太阳病、阳明病、少阳病。而阳旦法如桂枝汤所治疗的发热，如《伤寒论》的 276 条："太阴病，脉浮者，可发汗，宜桂枝汤。太阴中风，可发汗，宜桂枝汤。"这里的发热是虚热，这种患者的发热往往是在身体虚弱的基础上慢慢形成，而不是急性的，阳旦法所治的发热不像三阳病发热那样来得急、热势高。

问：太阳病的恶寒与阳明病的恶寒临床应该如何鉴别？

答：在太阳病的症状中，恶寒是比发热明显的；而阳明病的发热，是比恶寒明显的。阳明病是手足温、渴，里热燔灼；而太阳病，病传之前，常表现为口淡不渴、恶寒重，如"或已发热，或未发热，必恶寒，体痛，呕逆，脉阴阳俱紧"。它会恶寒，可以不发热或者发热，患者自觉寒冷，但一测体温往往比较高，我们不能依体温计来决定用方，而要根据患者得病后自身反应所表现出来的四诊情况来判断。所以，从条文中可以看出古人认为这个人所表现出来的就是恶寒！有可能有热邪，但是"或已发热，或未发热，必恶寒，体痛，呕逆"，出现了上焦表位的津血凝滞和寒邪困阻的气机不利。这和阳明病的里热燔灼，出现口干咽燥、手足自温、汗出、不恶寒反恶热恰恰相反。当然，阳明病若津液耗伤到一定程度，表现为不能濡养润降而产生燥热，但是津液包含阴阳，也可能出现不能温煦的微微怕冷。但不管怎样，阳明病的病机肯定是火热重于寒的表现，不然阳明病就不成立了，这是泾渭分明的。

问：但是太阳阳明合病就有点分不清了？既有太阳的恶寒，又有阳明的热。

答：仍然表现为火盛，也就是火热大于寒。

问：也就是说，太阳阳明合病的恶寒来源还是阳明导致的，对吗？

答：对，所以火盛是它的特点。麻黄解肌的病机特点是火盛，不是寒盛，只是因为还伴有部分表寒没有解透，所以叫太阳阳明。有表邪先解表是伤寒的定法，那麻黄解肌方阵能不能归到阳明？不能，归到太阳是对的。因为是太阳病传过去的，太阳表邪未解尽，所以那就是太阳病的一个兼并证，但是阳明火证是绝对忌麻黄的，是忌发汗，忌辛温的。"桂枝下咽，阳盛则毙"。

问：芍药四物解肌汤里的芍药主要是治疗虚热的，可以换成生地黄吗？

答：为什么芍药四物解肌汤用芍药而不用生地黄？因为芍药是一个酸苦寒的药，它可以起到酸泻、酸发的作用，即《内经》所谓"酸苦涌泄为阴"。而地黄是甘滋的，它没有"泄"的作用，桂枝汤中为什么用桂枝配芍药来解表邪，而不是用桂枝配地黄，就是因为芍药酸泻。当芍药配上桂枝就叫酸温法，酸温就可以去解表，这个配伍是最常见的治疗肢体疼痛的一个方干。

虚实夹杂讲完了，接下来讲阳明水热病。水热是一个基础病机，归为阳明，为水饮与里热互结。先了解这个方，知母四物解肌汤（知母24g，生白术24g，柴葛根24g，生甘草24g），这个方的病机就是以水热为所急所苦，症状会出现下焦的如小便不利、小便涩痛、女性带多、外阴瘙痒红肿等，这些症状均可由湿热、水热、火热下注引起以水热病机为所急所苦，常兼有轻微的表邪不解。在这个方中，知母配白术可微微透表，因为白术性味是苦温的，可以温升散表，所以它不但可以治疗下焦的水气，上焦和表位的水气也可以治疗；白术配知母这个方干，也存在于桂枝芍药知母汤中，用于治疗诸肢节疼痛、脚肿如脱等。所以，当水热以下焦的表现为所急所苦，同时见到上焦表位的表不解时，这个方子就是基础方。如果病传，水热再慢慢转实，就会形成《婴孺》寒石柴胡汤证。寒石柴胡汤（寒水石36g，柴胡12g，栀子12g，知母12g，升麻12g，黄芩12g，葛根24g，芍药12g，生甘草12g，竹叶24g，杏仁12g，蜂蜜12g）这个方的方证在知母清水热的基础上，会表现为更偏热、偏实一些。这个方的整体病机特征是水热兼转实再兼表不解，它配合了辛寒的升麻、辛温的杏仁来解表，并且方中的柴胡、寒水石均能解表，所以寒石柴胡汤所对治的病机中，表邪、热邪的层面要比知母四物解肌汤证更重。寒石柴胡汤证如果病传腑实并里热灼伤津血，便又传变成《外台》茵陈柴胡汤证，用茵陈柴胡汤（茵陈12g，柴胡12g，大黄18g，芒硝6g，黄芩18g，升麻12g，栀子12g，芍药12g）治疗。

　　解表法、解肌法我们讲完了。总结一下，解表法是以表寒不解为所急所苦，当太阳阳明合病的时候，它的表寒或者表饮还没解透，但是出现了里热燔灼的情况为所急所苦了。当表寒解透，太阳寒水解尽，阳明火热兼表的时候就用解肌法。解肌法中有清实热而解肌的石膏法，以石膏四物解肌汤为代表；有清虚热而解肌的芍药法，以芍药四物解肌汤为代表；有虚实夹杂的葛根法，以葛根四物解肌汤为代表；有清水热的知母法，以知母四物解肌汤为代表。它们发生病传，结热盛则病传为白虎法；当里热盛甚于津血虚时，会形成白虎加人参汤证；当胃津虚甚于实热时，会形成竹叶石膏汤证；若再兼阳明腑实，则形成《千金》当归柴胡汤证；当津血继续因热邪耗伤而更虚，表现为以津血虚为主时，就形成《千金》地黄柴胡汤证；当阳明腑实、伤血兼有水热时，就形成《外台》茵陈柴胡汤证。这就是它病传的主干。

问：我之前治疗"甲流"，用《婴孺》寒石柴胡汤时，有些患者腹泻比较明显，水热病传实热这块怎么把握比较好？

答：首先，我们要考虑，如果患者以里为所急所苦，表位的热不明显，治法是否是黄芩加半夏生姜汤，或者小柴胡汤这类以和胃法为主的方子。这类腹泻的患者要考虑是否存在胃气虚的病机，这两个方子可以纠正寒石柴胡汤"清水热但兼顾胃气不足"的层面。当以表位、以热为所急所苦时，可能是石膏柴胡汤证。需要发汗的是解表法，需要存津液而解的是解肌法，而以里为主的是和胃法，第三法会讲到。

经方是一种思维，是一种方法论。当依靠经验来治病，用某个方对应某个病，在临床的应用中就会捉襟见肘。而当我们掌握了方法论、掌握了经方思维时，便可做到执简驭繁。因为有了经方的思维方式，就能把握病传的规律，知道人身本具阴阳，病则兼现寒热的规律，所以可以灵活应用，然后取得比较明显的疗效。

三、和胃法

接下来我们讲和胃法。"和胃"来源于《伤寒论》265条："伤寒，脉弦细，头痛发热者，属少阳。少阳不可发汗，发汗则谵语，此属胃，胃和则愈，胃不和，烦而悸。""头痛发热者，属少阳"，少阳不可发汗，那怎么办？"此属胃，胃和则愈，胃不和，烦而悸"，烦而悸表示已经发生病传了，烦是阳明火盛，悸是太阴水盛，所以需要"和胃"，而和胃又分为偏太阴和偏阳明两种。偏阳明的情况是以热、结、实为特点，治以酸寒法，它是阳明四法中的一法。

所以经方思维是非常圆融的，是一环扣一环的。偏于阳明的治法——酸寒法，以栀子豉汤方干为主，如《千金》百痛壮热方（淡豆豉48g，生石膏48g，白芍24g，柴胡24g，知母24g，栀子24g，黄芩18g，升麻18g，苦杏仁18g，大青叶

18g）。我们这次查房中两个登革热患者都是用的《千金》百痛壮热方，一例是一天退热，另一例是两天退热，不仅是退热，而且还把出现的并发症治愈了，避免了后面可能出现的很多麻烦。因为通过对病传的分析，我们知道阳明结热攻冲，灼伤津血会导致耗血动血，导致咳喘。从西医来说，会导致心肌炎、肾炎等这样或那样的并发症，我们通过立足"和胃"，使胃和而病证得愈。

这个方中使用的淡豆豉是黄毛淡豆豉，而不是现在中药市场在销售的那种淡豆豉。为什么一定要用黄毛淡豆豉？因为淡豆豉是一种由有益的真菌发酵而成的，它必须发酵两次以上，才能变松软，才可以入药。而现在的生产模式是工厂化生产，通过自然发酵，往往夹杂了很多杂菌和细菌进去，变成白毛淡豆豉，并且这种只经过一次发酵的豆豉质地很硬，用起来会碍胃伤胃，患者服用了这类的淡豆豉往往容易吐泻，这其实是细菌的副作用。所以我们用黄毛淡豆豉，才可以起到健胃、和中、解表、温运、化饮的效果。

《千金》百痛壮热方中的生杏仁最好用带皮的，带皮杏仁的解表发散作用比较强。我们发现，去皮的杏仁，发散解表、化饮的力度变弱了，更倾向于润肺止咳。当然，这只是我们的观点，大家可以在临床中去印证。

《千金》百痛壮热方是"和胃法"中针对偏阳明情况的用

方，它通过清下阳明的热、结、实来治疗发热。

另一种是偏太阴的情况，表现为虚寒水饮更加明显，这时便以生姜甘草汤为方干去对治。所以，"胃不和，烦而悸"，其"烦"是阳明热盛，而"悸"是水逆，是太阴水饮盛，故用生姜甘草汤温中化饮。其实，这种偏太阴的情况，也正是典型的少阳病的病机状态，代表方为小柴胡汤和黄芩加半夏生姜汤，这两个方也叫大阴旦方和小阴旦方。《伤寒论》中的病传规律是表病向里传变，可以病传少阳。少阳病的四大病机是邪正相交于半表里、上焦火郁、中焦胃虚、下焦饮逆。通过上面的分析讲解，大家会意识到，我们用经典经方体系去认识和涵盖证候的时候，是直接用病传、病机来描述的，而不用想着"口苦咽干目眩""往来寒热，胸胁苦满，默默不欲饮食，心烦喜呕……"等。少阳病病机中上焦有郁火，下焦有水饮冲逆，这是水火夹杂的状态；中焦有胃虚，太阳表上有风寒未解，这是虚实夹杂、表里互兼的病机状态，它符合邪正交争于半表里，外出于太阳则恶寒，内入阳明则畏热，《伤寒论》148条做了很好的概括："此为半在里半在外也。"这就是典型的少阳正病。据临床的使用体会，这种情况下必须使用小柴胡汤，如果不用小柴胡汤，这个病不一定能治好，因为经方中还没有发现有其他的方子可以代替小柴胡汤的这些作用。《本经》中谓柴胡能推陈致新，疏利三焦，发散表邪。生姜甘草汤和胃降逆化饮，黄芩配柴胡治郁火。小柴胡汤能全解上述的四大病机。少阳中风也可以用小柴胡汤，因为方证多维。少阳证患者没有出现典型的寒热往来，而以上焦的火郁为凸显，可以出现"目赤"，可以出现"两耳无所闻"，上焦表位表现为火热攻冲的征象，这也就是在少阳正病的基础上火邪表现得更明显一些，不像四大病机表现得那么平衡，这时同样可以用小柴胡汤去对治，这是因为柴胡苦寒升散解表，可以清郁火，可以发散表邪。

另一个方是黄芩加半夏生姜汤，这也是临床中使用频率非常高的一首方，是出现频率比小柴胡汤还高的"和胃、解表"方，非常常用。一个经方医家，一年可能只遇见几个少阳正病，因为外邪的病传是，或者传太阴，或者传阳明，而病传太阴阳明，临床上反而比少阳病正病多见。一方面小柴胡汤证自然病传可以传太阴阳明，如《金匮要略·呕吐哕下利病脉证治》条文："干呕而利者，黄芩加半夏生姜汤主之。"患者出现"干呕、下利"，干呕是火热攻冲于上的阳明病，下利是太阴病，所以这是太阴阳明合病。另外，我们再看《伤寒论》第172条条文："太阳与少阳合病，自下利者，与黄芩汤。若呕者，黄芩加半夏生姜汤主之。"首先这个条文有错简，因为《伤寒论》条文的定法是"主之"在前，"若"在后，所以这个条文应该是这样的："太阳与少阳合病，自下利，若呕者，黄芩加半夏生姜汤主之；若不呕，与黄芩汤。"这个条文比较深奥，因为平时讲少阳病的病机已经包括太阳病，这里为什么又称为"太阳与少阳合病"？对比一下《金匮要略·呕吐哕下利病脉证治》第 11 条条文，少阳正病可病传到太阴与阳明合病，另外一种是不经过少阳病的病传而从太阳表病直接病传过来，也就是在太阳表病的基础上，兼夹了水证、火证，出现了少阳的一些病机，但是没有出现邪正相交于半表里的病机。因为表寒没有解透，所以没有出现典型的邪正交争，这时还存在太阳的表寒不解，患者还有怕冷的表现，但这时里面已有了水火的冲逆，所以就叫太阳与少阳合病。这个是一个非常微妙的病传关系，有助于我们在六经的规律上知道病传有六级的界限之分。使用这个方，平时要抓住两个点：第一点，患者存在太阳表上的风寒未解透，里位水火夹杂的病机；第二点，患者没有太阳的表寒，只是水证夹火证，表现为发热，也可对应用这个方。

四、病案分析

案 1　叶某，女，21 岁。

主要症状：发热 4 天，体温最高 39℃。诊断为登革热。

胸片示肺炎。

诊查：脉浮细，舌红嫩，舌体胖大，苔白腻花剥，舌尖红点芒刺。眼睑淡白边鲜红，面部火痤，耳凉，额温，腹薄拘，下肢皮肤色素沉着，手潮手凉。

不怕冷，发热时身热，无寒战，服药后有汗出，不服药无汗，无肌肉酸痛，无口干口苦，饮不多，纳可，眠梦多，腹无不适，肠鸣不频；大便日 1～2 次，不干；小便稍灼热，昨晚夜尿二行，平时无夜尿；白带不多，月经周期 30 天，经期 7 天、量可，月经色鲜红、时有血块；腰无不适，心胸无不适。

基础病机：表束，表寒，中风，伤营；太阴伤血，血少，里虚，水饮；阳明里结，外热，水热。

处方：《千金》百痛壮热方。

淡豆豉 48g　　石膏 48g　　芍药 24g　　柴胡 24g

知母 24g　　栀子 24g　　黄芩 18g　　升麻 18g

杏仁 18g　　大青叶 18g

此案用 1 剂药热退。

许师讲解：患者大便日 1～2 次，大便出现异常，正常人是每日 1 次；小便稍灼热，提示阳明的热邪渐起，兼有水热。水热属于阳明，我们立足于阳明层面的热、实、结去解表，辨证使用以栀子豉汤为方干（酸寒法）的《千金》白痛壮热方。患者舌红，脉浮细，舌尖红点芒刺，面部火痤，发热时身热，这些都是阳明结热攻冲的表现，兼有手潮手凉、耳郭凉这些他觉资料，为阳明的结热兼虚、兼表、兼水，排除了使用麻桂法攻表，我们选用了这个含有酸寒法（栀子豉汤方干）的方，因为酸寒法是可以治疗火证兼水、兼虚、兼表、兼寒，所以这个方能从阳明里位把结热清降下去，结热不再灼伤津血，津血便能够润降。津液是一（指津液是阴津和阳气的统一体，包含阴和阳的物质和功能），只有津液能够润降和濡养之后，才能在表上防御温煦，这个方就是在治疗火证、里证基础上兼顾了虚证、寒证、表证。

问：阳明邪热得以清降下去之后，要不要考虑津伤的层面？

答：因为这是急性发热，热退下来再看那时的病机。我们看患者小便热，月经又有血块，腹薄拘，发热时不伴有怕冷，身热，这就是"不恶寒反恶热"，是典型的阳明发热，因此，要在阳明法中寻找方子。能对治火证兼表证、兼水证、兼寒证的理法是酸寒法，《千金》百痛壮热方是一个非常典型的方子。

问：怎样在栀子豉类方当中细细鉴别用什么方子？

答：为什么选用《千金》百痛壮热方，是因为这个方最能代表火热攻冲、以发热为所急的情况。单纯的栀子豉汤（栀子12g，豆豉18g）偏温了；栀子生姜豉汤，加了五两的生姜，则更温了；栀子甘草豉汤，加了甘草补益，不适合当下的病机。所以《千金》百痛壮热方最能代表火热攻冲急性发热的特点。

案2　吴某，男，16岁。

主要症状：发热2天，体温最高39.5℃。诊断为登革热。平素易低血压。

诊查：脉浮细，舌红嫩质厚、边齿痕、尖红点，眼睑红绛，耳热，手热，额热，腹微满，下肢血络。

微咳嗽，恶寒发热，怕风，紧张时有汗出，汗后怕冷，盗汗，身灼热，头晕头痛，心慌胸闷，口不干，稍口苦，纳一般，饮热，昨日食后呕吐，腹不凉，肠鸣不频，大便二日未解，大便难解（平素日一行），小便可，无灼热，无夜尿，失眠多梦。

基础病机：表束，表寒，中风，伤营；太阴伤血，血少，里虚；阳明里热，里结，外燥，外热。

处方：《千金》百痛壮热方。

此案一天两剂中药，热退。

许师讲解：这是火证兼表、兼寒、兼虚，用酸寒法（栀子豉汤方丅）对治。患者大便二日未解、难排，为阳明结热在里。《伤寒论》56条："伤寒不大便六七日，头痛有热者，与承气汤。其小便清者，知不在里，仍在表也，当须发汗。若头痛者，必衄，宜桂枝汤。"这条条文告诉我们，二便不利要看里位，不能单纯透表或者攻表。二便通利的时候，代表里位尚安和，若病邪仍在表，才能解表。虽然有发热恶寒，但如果出现了二便不利，就不能攻表了，因为攻表会发散津液，加重里位的热结。"伤寒不大便六七日，头痛有热者，与承气汤"，说明承气汤就是阳明法。但是一看到头痛发热者不大便六七日，就给承气汤是不对的，就不是辨证论治了，并不是会用桂枝汤（解表）、四逆汤（救逆）、承气汤（攻下）就是中医了。这条条文只是告诉我们大的方向。患者是以火证为主，阳明里证兼表寒兼虚（指津液亏虚——汗出怕冷），患者怕风、恶寒，虽在表有风寒不解，但是大便难解、舌红质厚、腹满、手热、额热、耳热、盗汗，这些都是阳明里热蒸腾导致的，在这种情况下的"风寒"就不能用麻桂发表了。火证中有阳明四法，四法当中就有辛寒法、酸寒法，辛寒法治疗里热兼表寒，如白虎汤证、白虎加人参汤证，两者都可以出现背恶寒，但病机是以火热攻冲为主。酸寒法，能兼表、兼寒、兼虚，因为此患者有盗汗，津液外泄，酸寒比辛寒开泄更有利于顾护患者的津液，所以我们选了酸寒法的方子。这个方子同时能兼顾营血的不利，因为患者身热、失眠梦多，当患者营血不能和卫气交合的时候，就会出现睡眠障碍。睡眠障碍是因为阳明的火热灼伤津血导致，所以要在火证中加入濡养津血的药物，例如芍药。抓住这个大便难、身热等火热攻冲的主要病机，同时伴有水证、虚证、寒证，便可用这个方。

问：这个患者以阳明病为主，伴发热恶寒，与太阳阳明合病的发热恶寒如何鉴别？

答：太阳阳明会有典型的患者自觉资料，如恶寒（寒证）或水证，并且较阳明的结热更加突出。而阳明病是以热和实为主要方面。这个患者阳明结热实的矛盾就更加突出。

问：如果患者不是大便二日未行，而是腹泻，是不是要用葛根解肌法？

答：这样的变化将会是一个全新的病案，牵一发而动全身，可以考虑黄芩加半夏生姜汤、葛根四物解肌汤方向，或者芍药四物解肌汤方向。

问：黄芩加半夏生姜汤能"和胃"，体现在哪？

答：黄芩加生姜半夏汤是对治胃气虚的，如果出现胃气虚就不会有大便燥结，而是大便稀溏，所以《伤寒论》172条（太阳与少阳合病，自下利者，若呕者，黄芩加半夏生姜汤主之）中会出现下利。阳明病是以热、结、实为主，方干以栀子豉汤为主。《千金》百痛壮热方的发热在临床上是非常常见的，只要抓住阳明的热结导致表不解，或者火热蒸腾导致的表不解都可以用。

问:《千金》百痛壮热方是不是可以理解为水火夹杂都可以用?

答:可以的。可以没有水证,但是必须要有火证,也可以火证兼水证;也可以没有虚证,全是实;也可以火证兼虚证,还可以兼寒证。总体是以火为主。

问:《千金》百痛壮热方服完之后发热已退,部分患者可能出现咳嗽,之后要怎么处理?会不会因太寒凉导致咳嗽缠绵难愈?

答:真正的寒凉药并不退热,我们要全解表里的病机。检验中医的金标准是能不能做到一剂知,二剂已。退热之后即使便溏也没关系,因为阳明病的治法,宜攻下。如果不把阳明里热攻下去,就容易病传,导致阳明病里热燔灼,病变蜂起,很多病传都是从阳明发生。经方就是汗、吐、下法,不要畏惧汗、吐、下法,以邪气外出为要。"若人五脏元真通畅,人即安和,客气邪风,中人多死。"(《金匮要略·脏腑经络先后病脉证》)只有人体内的邪气多了,人才会病。

问:汗多、尿少,排除麻桂法,这是为什么?

答:因为津液亏虚,不能再用麻桂发越。

问:黄芩加半夏生姜汤可不可以理解为偏阳性的半夏泻心汤?

答:在大的法度里面最好不要这么理解。因为经方法度是很森严的，一个是阴旦法，一个是泻心法，泻心法源出于理中法。

问：黄芩加半夏生姜汤跟《千金》阴旦解肌汤里面的药大多相同，我们要怎么从症状上区别这两个方？

答：黄芩加半夏生姜汤证是以胃气虚为所急所苦，而麻黄类方的方证是以表寒重、表上水气停滞（风水、溢饮），或表上风寒重为所急所苦。《千金》阴旦解肌汤（麻黄 6g，葛根 24g，黄芩 12g，芍药 12g，甘草 12g，大枣 24g）对治的患者所呈现的虚象会更多一些，虚的是津和血，方中配伍了葛根，顾护津液的力度更大一些；邪气方面，是以表寒和溢饮为主，因此用麻黄发散表寒、水饮。比如一个患者既有面浮肢肿，目下卧蚕，下肢按肿，又伴有口干咽燥，这时用《千金》阴旦解肌汤的理法更多一些；而另一个患者以大便下利，咳嗽，痰涎痰多，口干咽燥，微恶寒，不伴有表的溢饮，是以胃虚所急所苦，兼有表证，宜选用黄芩加半夏生姜汤。

经典经方辨治2018年冬季流感 [①]

近9年来，广东省中医院中医经典病房、急诊科与ICU联合打造中医主导治疗急危重症的"金三角"，使中医能及时参与急危重症的辨治，取得了较好的成绩。

2018年初，我院邀请经典经方体系倡立人许家栋老师来院成立"许家栋名医工作室"，并进行师带徒。许师多年来挖掘、还原张仲景经方医学体系，形成"病机、方机解伤寒"的独到心法，探明《伤寒论》六病开篇"辨"之玄机，形成严谨而丰满的经方病机方机辨证学术体系。近一年来，在许师的带教指导下，"金三角"三科联合，在急性发热性疾病、急危重症及疑难病方面取得了比较理想的疗效。在2018年冬季流感的诊治中，运用经典经方体系，细分疾病的病机，辨机施治，疗效确切，体现了经方退热快、缩短病程的优势。

据我们的实践观察，从六经辨证的角度，本次流感辨证

---

① 本文2019年1月发表于《中国中医药报》，作者：许家栋，杨志敏，覃小兰，颜芳，曾祥珲。

多属三阳（危重症患者需动态依病程传变辨治），而以太阳阳明、少阳阳明及少阳证居多。在治疗过程中，宜抓住三个要点——解表、解肌、和胃，即在顾及里位津液虚实、寒热的前提下，选用合适的解表法，快速治愈流感。（图 2）

一、解表是总则，细分表里病机

此次流感，很多患者发热、恶寒比较明显，或伴眼睑红鲜，肢体酸沉困痛，代表人体表位的津血充滞明显；同时下肢袜痕，目下卧蚕，咳嗽，痰多，鼻涕，喷嚏，为上焦和人体的表位充滞着风寒和水饮，类似"溢饮""风水"，这种情况，是麻黄剂的应用范畴。本次流感解表往往多选麻黄剂，或者麻黄配前胡。

而里的层面，此次流感病程中的患者常伴有口干口苦，甚至口渴饮多，部分患者伴有大便秘结、小便频或者大便稀溏的表现。若用麻桂攻表，则可能加重里热，使热势反复。这就要求我们细分在里津液的虚实、寒热，灵活选用适合体内津液状态的方法，使表邪得以充分透解，而不至于加重里虚或者里热的情况。

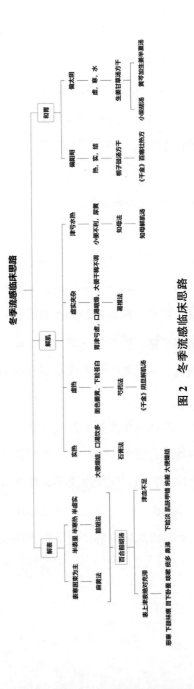

图 2　冬季流感临床思路

二、解肌是特点，细分津液虚实

在经典经方体系中，解表是总则，而解肌是细辨津液虚实更细腻的治法。许师通过训诂研究，提出解肌法有 3 味主药 ①，即清实热而解肌的石膏、清虚热而解肌的白芍和虚热实热兼清而解肌的葛根。《名医别录》谓石膏除时气、头疼身热、三焦大热、肠胃中结气，解肌发汗，止消渴；葛根主治伤寒中风头痛，解肌发表出汗，开腠理;《千金翼方》谓桂枝汤（内含白芍）本为解肌。本次的流感患者，很多表现为口干口渴饮多，甚至便难的情况，多以实热为主，石膏辛以解外，寒以清里；若患者发热，同时里热较轻，伴有眼睑淡白、下肢甲错、女性月经量少等津液不足的表现，多用葛根法；而当患者明显存在津血虚的情况时，芍药法是常用的养益津血方法，比如常用的解肌经方《千金》百痛壮热方、《千金》阴旦解肌汤都含有白芍。《千金》阴旦解肌汤，其方证是偏太阳表寒明显，虽有津血不足，但太阳表寒更重，故以麻黄配芍药;《千金》百痛壮热方，则以白芍、豆豉配伍栀子，属于酸寒法，适用于阳明火热攻冲比较明显，伴有津血不足的情况。

---

① 许师在后续的学术中增加了"清水热而解肌的知母"。

三、和胃防传变，胃和则愈

《伤寒论》265条："伤寒，脉弦细，头痛发热者，属少阳，少阳不可发汗，发汗则谵语，此属胃，胃和则愈，胃不和，烦而悸。""和胃"，常可分为酸寒法的栀子豉汤法和辛甘温法的柴胡汤法。通过分析少阳证主方小柴胡汤，可以看出里面含有生姜甘草汤，是"和胃"的。若人体"胃不和"，则易引起表邪入里，传到少阳病的层面或者是太阳太阴阳明合病的层面，出现下焦饮逆，如心烦喜呕、痰涎增多，或者咳嗽，或者大便稀溏，或者大便干稀不调等。《千金》百痛壮热方所对治的病机，也有"胃不和"的层面，故以栀子、淡豆豉的配伍，治疗以火证为主，兼胃虚、水饮及表证不解。如患者周身壮热，口渴饮多，也有可能大便燥结，但伴随眼睑偏淡白或者淡红，手脚不热或偏凉，或者恶寒比较明显，这种层面，适合用酸寒法去"和胃"。

四、典型案例

案1 李某，男，63岁。2019年1月17日就诊。

主诉：发热伴咳嗽1周。

现病史：1 周前不慎受凉后出现发热，伴恶寒，鼻塞流涕，咽痛，咳嗽，痰黏难咯，嗳气，恶心欲呕，无头痛头晕，至外院就诊，当时测体温 39.2℃，予布洛芬及中药口服后症状缓解不明显。现来我院急诊就诊，当时测体温 38.5℃。查甲型流感病毒抗原弱阳性；血常规示白细胞不高；hsCRP 100.22mg/L，降钙素原 0.47ng/mL；胸片示左肺感染，建议抗炎后复查。

现症见：神清，精神疲倦，发热、恶寒，咳嗽，咳白黏痰，口干、口渴，饮水多，前额隐痛，口苦、咽痛，咽痒，偶有恶心欲呕，纳差，眠一般，大便尚可，小便频。舌红，苔中黄白厚腻，脉浮细滑。下睑暗红，手温，下肢甲错，腹满。

基础病机：表束，表寒，伤营；太阴里虚，水饮；阳明里热，里结，外热，外燥。

辨证分析：患者恶寒，有表寒不解；口干、口渴、饮水多，口苦咽痛伴大便未解为里热灼伤津液；同时有咳嗽咯黏痰、小便频、恶心欲呕等水饮攻冲的表现。

处方：《千金》百痛壮热方。

石膏 48g	淡豆豉 48g	柴胡 24g	白芍 24g
知母 24g	栀子 24g	黄芩 18g	杏仁 18g
升麻 18g	大青叶 18g		

转归：服第 1 次中药后，患者呕吐 1 次，第 2 次服完无呕吐，次日发热已退，咳嗽咯痰均减，续服 3 剂，不适症状均

基本缓解。复查 hsCRP17.30mg，降钙素原 0.09ng/mL，全血分析、生化无明显异常。胸片（"肺部感染"治疗后复查）与 2019 年 1 月 17 日片比较，左肺炎症较前吸收、减少。予安排出院。

案 2　宋某，女，3.5 岁。2019 年 1 月 6 日就诊。

主诉（家长代诉）：发热伴咳嗽 1 天。

现病史：幼儿园近期出现流感，昨晚起发热，体温 39.0℃，咳嗽，鼻塞，有痰，口唇干，饮水不多，头痛，夜间蹬被，说梦话，纳差，大便干硬、难解。查体：舌暗，苔中根白厚腻，脉浮细滑数；下睑红鲜，手温，下肢甲错、袜痕，腹满。

基础病机：表束，伤营；太阴里虚，水饮；阳明里热，里结，里燥，外热，外燥。

辨证分析：患者纳差而伴有口唇干、大便干结、手温、下肢甲错等津液不能濡养的表现，是胃虚中的胃津虚层面，需要甘寒的麦冬、百合等养护胃津。在此基础上，又见发热、便难、腹满、下睑红鲜等实热层面，需要麻黄配清实热而解表的石膏解肌法。

处方：百合前胡汤。

百合 30g　　　北前胡 9g　　　麻黄 9g　　　柴葛根 12g

石膏 18g 麦冬 24g

转归：患儿上午就诊后开始服药，至傍晚发热渐退，次日已无发热，续服 2 剂后咳嗽愈。

案 3 谢某，男，49 岁。2019 年 1 月 21 日就诊。

主诉：发热咳嗽 1 天。

病史：发热，38.5℃，怕冷，无汗，干咳，咽痒，咽不干不疼，饮一般，微头痛，身微酸，腹不疼不胀，胃纳可，二便可，眠差。舌紫红嫩，苔薄黄腻满布，脉弦缓。下睑淡白边红鲜，腹满膨隆，下肢甲错，血络，手凉。

辅助检查：甲型流感病毒检测阳性。

基础病机：表束，表寒，伤营；太阴血少轻症，水饮；阳明里热，里结，外燥。

辨证分析：发热恶寒，干咳，但无明显口干消水、便难等表现，在火证的基础上伴随了下睑淡白、眠差等津血不和、不足的表现。此时清虚热的芍药法就比石膏法更合适，故而选用麻黄配芍药法为主的阴旦解肌汤。

处方：《千金》阴旦解肌汤。

麻黄 6g 黄芩 12g 黑皮芍药 12g 生甘草 12g

大枣 24g 柴葛根 24g

转归：当天服药 2 剂，次日热退；服用 3 天后，咳嗽、咽痛等基本缓解。

案 4 温某，女，36 岁。2019 年 1 月 21 日就诊。

主诉：咳嗽、发热 2 天。

病史：发热，T38.4℃，咽干咽痒。怕冷，手足凉，鼻塞流涕，觉目热，汗不多，咳嗽痰难咯，恶心，呕吐（昨日、今日各 1 次），咳剧则小便漏出，腹痛，腹泻 3 次，眠差。

月经史：平素月经周期准，1 月行宫腔粘连松解术后周期稍不准，经期 7 天、量、色正常、无血块，腹不疼不凉，腰背不适。白带不多。舌紫红嫩，苔黄白腻边齿痕，脉弦细；下睑暗红，鼻柱青筋，面部血痤，腹满，下肢中度甲错，脱屑，血络，袜痕，手凉。

辅助检查：甲型流感病毒检测阳性。

基础病机：表束，表寒，伤营；太阴伤血，里虚，水饮；阳明里热，里结，外结。

辨证分析：恶心、呕吐、腹泻，胃虚层面明显，不能制化下焦水饮，此时虽有表邪，但若一味攻表，胃中津液更少，邪气解不透，反而会入里。宜小柴胡汤，本方用生姜甘草汤补益胃气，在此基础上用柴胡配生姜解表。许多患者服小柴胡汤后会出现微微发热、汗出，旋即热退的现象，是胃气充足后敷布到表、抗邪外出的过程。

处方：小柴胡汤。

黑柴胡 48g　　黄芩 18g　　炒甘草 18g　　人参 18g

生旱半夏 24g　　生姜 18g　　大枣 24g

转归：服药 2 剂后，患者发热已退，咳嗽、大便失调、鼻塞等症状均基本缓解。

案 5　王某，女，28 岁。2019 年 1 月 6 日就诊。

主诉：恶寒发热 2 天。

病史：初起病发热，现怕冷，手凉手麻，盗汗，汗后不凉。口干，饮多，夜间饮水，纳差，饮温，腹不疼不胀，腹不凉，肠鸣不频，大便今日未行，平素大便日一行、质可，小便频急、不灼热，夜尿 3 次。无心慌胸闷，眠可，梦多。舌紫红，苔黄厚满布，边齿痕，脉浮弦；下睑暗红，面部轻微色斑、青筋，腹满，下肢血络，轻度袜痕，手凉，手潮，耳热，额热。

月经史：月经经期 7 天，周期 28 天，量可，色时暗，有血块；小腹不疼不凉，经期髋膝疼。带不多，色白。

辅助检查：甲型流感病毒检测阳性。

基础病机：表束，表寒，中风，伤营；太阴伤血，里虚，水饮；阳明里热，里结，外热，外结轻证。

辨证分析：口干、饮多、夜间渴饮、便迟、舌紫红苔黄厚、下睑暗红，一派里热攻冲蒸腾的表现，同时伴有怕冷、手凉、轻度袄痕等表寒表饮困束的症状，典型的里实热结攻冲＋表寒不解，可以在麻黄配石膏法中选方。同时有小便频急、夜尿 3 次，在里的淡饮层面不可忽视，此时知母解肌汤中的知母就能很好地处理水饮的夹杂。

处方：知母解肌汤。

麻黄 12g　　　葛根 18g　　　石膏 18g　　　知母 18g

炒甘草 12g

嘱 4 小时内分 2 次服完 1 剂，下午热不退时，再进 1 剂。

转归：患者当天服药 2 剂，次日热退，怕冷及饮多等症状缓解，未再反复。

五、总结

在此次流感的辨治中，需重视太阳表病层面的解表，并顾及津液的虚实，选择合适的解肌法及和胃法。这些理法在辨治的过程中往往互有夹杂，因为病机的虚实、寒热往往是复合的，需深入权衡。在临床确诊的流感案例中，按医疗规定会常规使用可威抗病毒（案 1 仅使用 1 天，案 2 未使用），但中医药在退热时间及缩短病程上有比较大的优势。当然，目前的观察案例相对有限，还需要进一步实践总结，文章中提到的处方、剂量，仅供参考。

后　记

在平时的跟师学习中，我时常会听到许师提起仲景理法的源头。弘景曰："外感天行，经方之治，有二旦、六神、大小等汤，昔南阳张机，依此诸方，撰为《伤寒论》一部，疗治明晰，后学咸宗奉之。"（《辅行诀脏腑用药法要·二旦六神大小汤》）仲景的六经辨证，继承了扁鹊的表里观，在扁鹊二阴二阳辨证的基础上，发展成三阴三阳的辨证，增加了半表里的概念，形成了严谨而理法森严的六经辨证，其中尤重表里之辨，以阴阳二旦为基础理法的解表法，就是最好的说明。许师从2018年3月至今，每月不辞劳苦到广东省中医院带教，并从阴阳二旦体系的衍生讲解了麻黄方阵、桂枝阳旦方阵、桂枝阴旦方阵、黄芪方阵、石膏方阵、柴胡方阵、前胡方阵、黄芩方阵、建中方阵、四逆方阵、承气方阵等，使六经理法与经方紧密地联系起来，一路学习下来，学生们受益匪浅。

在本书医案中使用的很多经方，并不是《伤寒论》和《金匮要略》书中的方子，而是来源于《千金方》《外台秘要》等，但在临床中使用起来，也同样疗效显著。在古代，由于战乱和瘟疫的流行，民不聊生，以至于很多东西不能完整地流传下来，从"翰林学士王诛在馆间日，于蠹简中得仲景《金匮玉函要略方》三卷"就可以看出，《金匮要略》的发现距汉代已经数百年，且为"蠹简"，经典的遗失可想而知。而《备急千金要方》中也说："江南诸师，秘仲景之方不传。"可见当时经方流行使用的状况。也正是得益于像孙真人这样的大家，很多汉唐时期的经方和具有六经辨证理法的方子才得以保存下来。许师深入挖掘出的"厥阴法中蒙尘之宝珠——前胡方阵"，就是对六经辨证中缺失的厥阴法最好的补遗。

　　本书中的急性感染性发热性疾病，大部分以三阳病为主，这其实也是符合临床实际情况的。外邪侵犯肌表，从太阳开始起病，然后会因人体寒热虚实的不同而发生不同的传变，在临床中见到的急性发热大多尚在三阳。这也正如有医家所说，到了最基层的地方，发现麻黄汤使用的机会多起来了，而在大医院，因为多种医疗手段的干预，单纯的太阳表证反而少见了。因此，掌握了三阳病发热的辨证，便可弥补很多中医不敢治疗急性热病的短板，开始从容应对急性热病。也为了让理法更加清晰，笔者征求了恩师许师的意见，加入了"许师讲三阳病发热病传及治法"，并加入了"经典经方辨治2018年冬季流感"这篇文章，使三阳病的理法呈现得更加透彻，让学者能真正学会一种辨证体系而服务于临床。

看着这份即将完成的书稿，内心感慨颇多。一方面是编写书籍的不易，尤其是把一种全新的理论体系结合自己的临床实践整理书写出来，并讲清理法、方药的缘由。医案后面知识点的总结，有些短短1000字，甚至花费了几个夜晚十几个小时的思索、归纳和整理；另一方面则是能让这么好的理论体系呈现在更多的中医人面前，是件非常大的喜事。在这个过程中，得益于杨志敏副院长和师父许家栋两位恩师对笔者无私的指导，让我能在中医经典的学习生涯中把握正确的方向，也很感谢科室每一位同事对我的大力支持，感谢同门刘畅博士提出了许多宝贵的建议。正是在大家的帮助下，我才能顺利地写完这本"处女作"。

然而，有一个事实，学习一种辨证体系，初始它只是"术"的范畴，我们在术的框架中不断地演练，反复形成了直觉的印象，直至非常娴熟；慢慢地，便不知不觉地往"道"的层面提升，这充分体现在临床中，接诊一个患者，心中的理法、依病传而治之的方药雏形便会慢慢呈现，而疗效可提前预知，这也许正是许师的境界。作为弟子，一直"在路上"。

经典经方的学习，非常重要的一点是背诵经方。当我们把近500首经方熟记脑海，并在临床中反复实践，掌握了众多经

方的方机时，临床应用起来便会得心应手。而有经典经方理
法的指领，面对着临床的众多病证，我们的内心会更加充满
自信。

曾祥珲

2022 年 5 月于广州

本书所载经方汇总

（按方名首字拼音排序）

B

白虎加人参汤	石膏 100g　知母 36g　炒甘草 12g　粳米 36g 人参 18g
白虎汤	石膏 100g　知母 36g　炒甘草 12g　粳米 36g
白通汤	葱白 60g　干姜 6g　生附子 6g
白头翁汤	白头翁 12g　秦皮 18g　黄柏 18g　黄连 18g
百合前胡汤	百合 30g　前胡 9g　麻黄 9g　葛根 12g 石膏 18g　麦冬 24g
半夏泻心汤	旱半夏 24g　干姜 18g　炒甘草 18g　黄芩 18g 黄连 6g　人参 18g　大枣 24g
奔豚汤	旱半夏 24g　葛根 30g　甘李根白皮 48g 当归 12g　川芎 12g　生甘草 12g　黄芩 12g 芍药 12g　生姜 24g

C

柴胡桂枝干姜汤	黑柴胡 48g　黄芩 18g　干姜 12g　炒甘草 12g 桂枝 18g　天花粉 24g　牡蛎 12g
柴胡桂枝汤	黑柴胡 24g　黄芩 9g　桂枝 9g　芍药 9g 人参 9g　炒甘草 6g　生姜 9g　旱半夏 12g 大枣 12g
柴胡加龙骨牡蛎汤	黑柴胡 24g　黄芩 9g　人参 9g　生姜 9g 大枣 12g　旱半夏 12g　桂枝 9g　茯苓 9g 大黄 12g　龙骨 9g　牡蛎 9g　青礞石 9g

柴胡去半夏加栝楼根汤	黑柴胡 48g　黄芩 18g　炒甘草 18g　人参 18g 天花粉 24g　生姜 18g　大枣 24g
赤丸	茯苓 24g　炮附子 12g　旱半夏 24g　细辛 6g 清酒 60mL　蜜 12g　代赭石 6g
赤小豆当归散改汤	赤小豆 48g　当归 6g　酸浆水 60mL

D

大柴胡汤	黑柴胡 48g　黄芩 18g　芍药 18g　旱半夏 24g 生姜 30g　大枣 24g　枳壳 48g　大黄 12g
大承气汤	大黄 24g　枳壳 60g　厚朴 48g　芒硝 12g 清酒 60mL
大黄黄连泻心汤	大黄 12g　黄连 6g
大黄牡丹汤	大黄 24g　牡丹皮 6g　桃仁 24g　冬瓜子 24g 芒硝 12g
大前胡汤	前胡 48g　黄芩 18g　芍药 24g　大枣 24g 旱半夏 24g　生姜 30g　枳壳 48g　大黄 12g
大青龙汤	麻黄 36g　桂枝 12g　杏仁 18g　炒甘草 12g 大枣 20g　生姜 18g　石膏 30g
当归建中汤	当归 24g　桂枝 18g　生姜 18g　炒甘草 12g 芍药 36g　大枣 24g　胶饴 80g
当归散改汤	当归 12g　川芎 12g　黄芩 12g　芍药 12g 白术 6g　清酒 60mL
当归芍药散改汤	当归 12g　川芎 12g　芍药 24g　茯苓 12g 白术 12g　泽泻 24g　清酒 60mL

F

防己茯苓汤	防己 18g　茯苓 36g　黄芪 18g　桂枝 18g 生甘草 12g

防己黄芪汤	黄芪 30g　防己 24g　白术 18g　生姜 18g 生甘草 12g　大枣 24g
茯苓甘草汤	茯苓 12g　桂枝 12g　炒甘草 6g　生姜 18g
茯苓桂枝白术甘草汤	茯苓 24g　桂枝 18g　炒甘草 12g　白术 12g
茯苓桂枝甘草大枣汤	茯苓 48g　桂枝 24g　炒甘草 12g　大枣 30g
茯苓四逆汤	干姜 9g　炒甘草 12g　炮附子 6g　人参 6g 茯苓 24g
茯苓杏仁甘草汤	茯苓 18g　杏仁 18g　生甘草 6g
茯苓泽泻汤	茯苓 48g　泽泻 24g　白术 18g　桂枝 12g 生甘草 12g　生姜 24g
附子粳米汤	炮附子 6g　旱半夏 24g　生甘草 6g　大枣 20g 粳米 24g
附子汤	炮附子 12g　人参 12g　白术 24g　茯苓 18g 芍药 18g

G

甘草干姜茯苓白术汤 （肾着汤）	生甘草 12g　干姜 24g　白术 12g　茯苓 24g
甘草干姜汤	炒甘草 24g　干姜 12g
甘草麻黄汤	生甘草 12g　麻黄 24g
甘草泻心汤	旱半夏 24g　干姜 18g　炒甘草 24g　黄芩 18g 黄连 6g　人参 18g　大枣 24g
干姜附子汤	干姜 6g　炮附子 6g
干姜黄芩黄连人参汤	干姜 18g　黄芩 18g　黄连 18g　人参 18g
葛根八物解肌汤	葛根 24g　芍药 24g　升麻 24g　生甘草 12g 百合 12g　石膏 48g　栀子 12g　土贝母 12g
葛根加半夏汤	葛根 24g　麻黄 18g　桂枝 12g　芍药 12g 炒甘草 12g　生姜 18g　大枣 24g　旱半夏 24g

葛根四物解肌汤	葛根24g　升麻24g　芍药24g　生甘草24g
葛根汤	葛根24g　麻黄18g　桂枝12g　芍药12g 炒甘草12g　生姜18g　大枣24g
栝楼牡蛎散	天花粉12g　牡蛎12g
栝楼瞿麦丸	天花粉12g　茯苓18g　山药18g　炮附子6g 瞿麦6g　蜂蜜12g
桂苓五味甘草汤（苓桂味甘汤）	桂枝24g　伏苓24g　五味子24g　炒甘草18g
桂枝二麻黄一汤	桂枝10g　芍药8g　炒甘草6g　生姜8g 大枣10g　麻黄4g　杏仁6g
桂枝二越婢一汤	桂枝4g　芍药4g　炒甘草4g　生姜6g 大枣9g　麻黄4g　石膏6g
桂枝茯苓丸	桂枝12g　芍药12g　茯苓12g　桃仁12g 牡丹皮12g　蜜12g
桂枝附子去桂加白术汤	生姜18g　炒甘草12g　大枣24g　炮附子18g 白术24g
桂枝附子汤	桂枝24g　生姜18g　炒甘草12g　大枣24g 炮附子18g
桂枝甘草汤	桂枝24g　炒甘草12g
桂枝加大黄汤	桂枝18g　生姜18g　炒甘草12g　芍药36g 大枣24g　大黄12g
桂枝加附子汤	桂枝18g　生姜18g　炒甘草18g　芍药18g 大枣24g　炮附子6g
桂枝加厚朴杏子汤	桂枝18g　生姜18g　炒甘草12g　芍药18g 大枣24g　杏仁18g　厚朴12g
桂枝加黄芪汤	桂枝18g　生姜18g　炒甘草12g　芍药18g 大枣24g　黄芪30g
桂枝加芍药汤	桂枝18g　生姜18g　炒甘草12g　芍药36g 大枣24g

桂枝麻黄各半汤	桂枝 10g　芍药 6g　炒甘草 6g　生姜 6g 大枣 8g　麻黄 6g　杏仁 8g
桂枝去芍药加茯苓白术汤	桂枝 18g　生姜 18g　炒甘草 12g　大枣 24g 茯苓 18g　白术 18g
桂枝去芍药加附子汤	桂枝 18g　生姜 18g　炒甘草 12g　大枣 24g 炮附子 6g
桂枝人参汤	桂枝 24g　干姜 18g　炒甘草 24g　人参 18g 白术 18g
桂枝芍药知母汤	桂枝 24g　芍药 18g　知母 24g　麻黄 12g 炒甘草 12g　生姜 30g　炮附子 12g　防风 24g 白术 30g
桂枝汤	桂枝 18g　生姜 18g　炒甘草 12g　芍药 18g 大枣 24g　秫米 48g
桂枝加黄芩汤	桂枝 18g　生姜 18g　炒甘草 12g　芍药 18g 大枣 24g　黄芩 18g

H

黑豆生姜酸浆汤	黑豆 48g　生姜 24g　酸浆水 240mL
厚朴大黄汤	厚朴 48g　枳壳 48g　大黄 36g
厚朴七物汤	厚朴 48g　枳壳 60g　大黄 18g　桂枝 12g 生姜 30g　生甘草 18g　大枣 20g
厚朴生姜半夏甘草人参汤	厚朴 48g　生姜 48g　旱半夏 24g　炒甘草 12g 人参 6g
黄芪桂枝五物汤	黄芪 18g　桂枝 18g　芍药 18g　生姜 36g 大枣 24g
黄芪建中汤	黄芪 18g　桂枝 18g　生姜 18g　炒甘草 12g 芍药 36g　大枣 24g　胶饴 80g
黄芪竹叶汤	黄芪 18g　芍药 18g　生甘草 18g　生姜 30g 大枣 60g　黄芩 18g　当归 12g　生地黄 48g 麦冬 18g　竹叶 12g　石膏 12g　人参 12g 旱半夏 12g　川芎 12g

黄芩加生姜半夏汤 黄芩 18g 芍药 12g 炒甘草 12g 大枣 24g
         生姜 9g 旱半夏 24g

黄芩汤   黄芩 18g 芍药 12g 炒甘草 12g 大枣 24g

J

己椒苈黄芒硝丸   防己 12g 椒目 12g 葶苈 12g 大黄 12g
         芒硝 12g 蜂蜜 12g

己椒苈黄丸   防己 12g 椒目 12g 葶苈 12g 大黄 12g
         蜂蜜 12g

《近效》术附汤   白术 12g 炮附子 9g 炙甘草 6g 生姜 9g
         大枣 12g

《近效》消渴方   苦参 9g 黄连 3g 天花粉 3g 牡蛎 3g
         黄芪 3g 人参 3g 麦冬 3g 生地黄 3g
         知母 3g 牛乳 60mL 酸浆水 60mL

橘皮香豉汤   橘皮 48g 淡豆豉 48g 生姜 30g 旱半夏 18g
         桂枝 12g 生甘草 6g 人参 6g

橘皮竹茹汤   橘皮 100g 青竹茹 48g 生姜 48g 大枣 60g
         生甘草 30g 人参 6g

L

理中丸   干姜 18g 炒甘草 18g 人参 18g 白术 18g
         蜜 12g

苓甘五味姜辛汤   茯苓 24g 五味子 24g 生甘草 18g 干姜 18g
         细辛 18g

苓甘五味姜辛夏汤   茯苓 24g 五味子 24g 生甘草 18g 干姜 18g
         细辛 18g 旱半夏 24g

苓甘五味姜辛夏杏大
黄汤   茯苓 24g 五味子 24g 生甘草 18g 干姜 18g
         细辛 18g 旱半夏 24g 杏仁 24g 大黄 18g

苓甘五味姜辛夏杏汤 茯苓 24g 五味子 24g 生甘草 18g 干姜 18g
         细辛 18g 旱半夏 24g 杏仁 24g

M

麻黄附子甘草汤	麻黄 12g　炒甘草 12g　炮附子 6g
麻黄附子细辛汤	麻黄 12g　细辛 12g　炮附子 6g
麻黄汤	麻黄 18g　桂枝 12g　杏仁 24g　炒甘草 6g
麻黄杏仁甘草石膏汤	麻黄 24g　杏仁 24g　炒甘草 12g 石膏 48g
木防己去石膏加茯苓芒硝汤	木防己 12g　桂枝 12g　人参 24g　茯苓 24g　芒硝 12g
木防己汤	木防己 18g　石膏 360g　桂枝 12g　人参 24g

P

《普济方》知母四物解肌汤	葛根 24g　知母 24g　白术 24g　生甘草 24g

Q

芪芍桂酒汤	黄芪 30g　桂枝 18g　芍药 18g　苦酒 60mL
芪芍四逆当归汤	黄芪 12g　芍药 12g　附子 12g　干姜 12g 炒甘草 12g　当归 12g
《千金》百痛壮热方	淡豆豉 48g　石膏 48g　芍药 24g　黑柴胡 24g 知母 24g　栀子 24g　黄芩 18g　升麻 18g 杏仁 18g　大青叶 18g
《千金》大黄五味子汤	大黄 18g　五味子 12g　麻黄 6g　桂枝 6g 干姜 6g　生甘草 6g　紫菀 6g　款冬花 3g 细辛 3g　人参 6g　当归 12g
《千金》当归柴胡汤	当归 12g　黑柴胡 12g　大黄 18g　黄芩 18g 升麻 12g　石膏 12g　生甘草 12g
《千金》地黄柴胡汤	生地黄 100g　黑柴胡 30g　升麻 18g　栀子 18g 石膏 30g
《千金》防风汤	防风 12g　熟附子 12g　干姜 6g　生晒参 12g 泽泻 18g　茯苓 18g　白术 12g　桂枝 9g 山药 18g

《千金》甘麦竹茹汤	生甘草 6g　麦冬 24g　青竹茹 48g　小麦 24g 生姜 18g
《千金》葛根柴胡汤	葛根 24g　黑柴胡 24g　芍药 24g　炒甘草 12g 黄芩 24g　石膏 48g
《千金》桂甘芩栀参 麦汤	桂枝 6g　生甘草 6g　黄芩 12g　栀子 12g 人参 12g　麦冬 12g
《千金》桂甘寒石龙牡 石脂加滑石硝石人参黄 芩汤	桂枝 12g　炒甘草 12g　寒水石 12g　龙骨 12g 牡蛎 12g　赤石脂 12g　大黄 12g　天花粉 12g 滑石 12g　硝石 12g　人参 12g　黄芩 12g
《千金》桂枝加黄芩汤	桂枝 18g　芍药 18g　炒甘草 18g　生姜 18g 大枣 24g　黄芩 18g
《千金》桂枝知母加麻 黄汤	桂枝 6g　知母 18g　黄芩 12g　芍药 12g 生甘草 6g　麻黄 6g
《千金》桂枝知母汤	桂枝 6g　知母 18g　黄芩 12g　芍药 12g 生甘草 6g
《千金》桂枝竹皮黄 芩汤	桂枝 6g　青竹茹 24g　黄芩 12g　芍药 12g 生甘草 6g　当归 6g　川芎 6g
《千金》黄芪小豆白蔹 牡蛎汤	黄芪 12g　赤小豆 24g　白蔹 12g　牡蛎 12g 清酒 60mL
《千金》橘皮麻黄汤	橘皮 18g　麻黄 18g　杏仁 24g　石膏 48g 生姜 24g　苏叶 18g　黑柴胡 18g
《千金》麦曲丸	麦芽 12g　神曲 12g　杏仁 12g　清酒 60mL
《千金》前胡桂枝汤	竹叶 12g　前胡 24g　黄芩 9g　炒甘草 6g 大枣 12g　旱半夏 12g　生姜 9g　人参 9g 桂枝 9g　芍药 9g　当归 12g
《千金》芪芍桂附归 芎汤	黄芪 12g　芍药 12g　桂枝 12g　当归 12g 川芎 12g　制附子 12g　龙骨 12g　饴糖 80g 炒甘草 12g

《千金》芪芍桂苓小豆牡蛎汤	黄芪 18g　芍药 12g　桂枝 6g　黄芩 12g 赤小豆 24g　白蔹 6g　制附子 6g　牡蛎 6g 清酒 60mL
《千金》芪芍桂瞿小豆汤	黄芪 12g　芍药 12g　桂枝 12g　瞿麦 12g 赤小豆 24g　麦冬 12g　白蔹 12g　当归 12g 川芎 12g　清酒 60mL
《千金》三黄汤	麻黄 8g　独活 6g　黄芩 5g　黄芪 3g　细辛 3g
《千金》石膏柴胡汤	石膏 48g　黑柴胡 24g　升麻 18g　生姜 18g 葛根 48g　芍药 24g　青竹茹 48g　杏仁 18g
《千金》石膏散	石膏 24g　牡蛎 12g　清酒 60mL
《千金》石膏四物解肌汤	石膏 24g　升麻 24g　牡丹皮 24g　生甘草 24g
《千金》时病表里大热方	麻黄 12g　葛根 12g　升麻 12g　生石膏 24g 芒硝 12g　大黄 12g　寒水石 24g
《千金》温脾汤	炒甘草 12g　干姜 18g　附子 12g　人参 12g 大黄 30g　芒硝 12g　当归 18g
《千金》阴旦解肌汤	麻黄 6g　葛根 24g　黄芩 12g　芍药 12g 生甘草 12g　大枣 24g
《千金》竹叶石膏瓜蒌汤	青竹叶 48g　石膏 48g　瓜蒌实 48g　小麦 100g 生姜 30g　人参 12g　茯苓 12g　知母 12g 黄芩 12g　麦冬 12g　旱半夏 6g　炒甘草 6g
前胡大黄汤	前胡 18g　大黄 6g　黄芩 18g　栀子 6g 杏仁 12g　茯苓 12g　生姜 12g　炒甘草 12g
前胡升麻地黄汤	前胡 12g　升麻 12g　地黄 18g　枳壳 12g 栀子 6g　淡豆豉 24g　炒甘草 12g　黄连 12g 天花粉 6g　黄芩 18g

S

芍药甘草附子汤	炒甘草 18g　芍药 18g　炮附子 6g

芍药甘草汤	炒甘草 24g　芍药 24g
芍药四物解肌汤	芍药 24g　升麻 24g　葛根 24g　黄芩 24g
深师大豆汤	大豆 48g　杏仁 48g　麻黄 24g　生甘草 12g 黄芪 18g　防风 18g　防己 24g　生姜 36g 白术 30g　茯苓 24g　清酒 60mL
深师茯苓竹叶黄芩汤	茯苓 6g　竹叶 12g　黄芩 6g　大黄 6g 栀子 12g　生甘草 6g　生地黄 6g
深师三黄石膏汤	麻黄 18g　黄芩 12g　黄柏 12g　黄连 12g 石膏 12g　栀子 12g　淡豆豉 48g
深师阴旦竹叶汤	竹叶 6g　旱半夏 48g　茯苓 12g　生姜 24g 人参 12g　炒甘草 12g　大枣 40g　前胡 12g 黄芩 12g　知母 12g　石膏 12g　小麦 48g
肾气丸	生地黄 48g　山萸肉 24g　山药 24g　泽泻 18g 茯苓 18g　牡丹皮 18g　桂枝 6g　炮附子 6g 清酒 60mL　蜂蜜 12g
生姜甘草汤	生姜 30g　人参 18g　生甘草 24g　大枣 30g
生姜甘草乌梅半夏汤	生姜 15g　生甘草 15g　人参 15g　大枣 30g 乌梅 15g　旱半夏 15g　蜂蜜 12g
生姜泻心汤	旱半夏 24g　干姜 6g　炒甘草 18g　黄芩 18g 黄连 6g　人参 18g　大枣 24g　生姜 24g
《圣惠》柴胡桂枝枳 实汤	黑柴胡 24g　黄芩 9g　旱半夏 12g　人参 9g 炒甘草 6g　生姜 9g　大枣 12g　桂枝 9g 生白芍 9g　枳壳 12g　川芎 12g
圣济柴胡去黄芩加白 术汤	黑柴胡 24g　旱半夏 12g　人参 9g　炒甘草 6g 生姜 9g　大枣 12g　白术 9g
圣济芪芍竹叶石膏汤	黄芪 12g　芍药 12g　竹叶 6g　石膏 24g 麦冬 12g　豆豉 12g　茵陈 12g
圣济石发烦渴葛根汤	石膏 18g　茯苓 18g　枳壳 18g　葛根 18g

十枣汤	大枣 20g 煮汤（大戟 1g，甘遂 1g，芫花 1g，打粉冲服，渐加）
四逆加人参汤	干姜 9g　炒甘草 12g　炮附子 6g　人参 6g
四逆散改汤	黑柴胡 12g　枳壳 12g　芍药 12g　炒甘草 12g　小麦 24g
四逆汤	干姜 9g　炒甘草 12g　生附子 6g
酸枣仁汤	酸枣仁 100g　川芎 12g　茯苓 12g　知母 12g　炒甘草 6g

T

调胃承气汤	大黄 24g　炒甘草 12g　芒硝 12g　清酒 60mL
葶苈大枣泻肺汤	葶苈子 30g　大枣 24g
通脉四逆加胆汁汤	干姜 18g　炒甘草 12g　生附子 6g　猪胆汁 3mL
通脉四逆汤	干姜 18g　炒甘草 12g　生附子 6g

W

《外台》茯苓饮	茯苓 18g　白术 18g　人参 18g　橘皮 15g　枳壳 12g　生姜 24g
《外台》六物黄芩汤	黄芩 12g　干姜 12g　人参 12g　大枣 24g　桂枝 6g　旱半夏 24g
《外台》麻黄泄黄汤	麻黄 18g　葛根 30g　石膏 48g　生姜 36g　茵陈 12g
《外台》石发烦渴方	石膏 18g　枳壳 18g　茯苓 18g
《外台》茵陈柴胡汤	茵陈 12g　黑柴胡 12g　大黄 18g　芒硝 6g　黄芩 18g　升麻 12g　栀子 12g　白芍药 12g
文蛤汤	文蛤 30g　麻黄 18g　杏仁 18g　炒甘草 18g　生姜 18g　大枣 24g　石膏 30g
乌梅丸改汤	乌梅 30g　附子 3g　桂枝 3g　人参 3g　当归 3g　细辛 3g　干姜 6g　川椒 3g　黄柏 3g　黄连 9g　苦酒 60mL　大米 48g　蜜 12g

乌头赤石脂丸改汤 蜀椒 6g 赤石脂 6g 干姜 6g 炮附子 12g
蜜 12g

乌头汤 黄芪 18g 麻黄 18g 芍药 18g 炒甘草 18g
附子 18g 蜜 80g（同煎）

五苓散改汤 白术 12g 茯苓 12g 泽泻 24g 猪苓 6g
桂枝 3g 小麦 24g

X

下瘀血汤 桃仁 18g 大黄 18g 土元 18g 清酒 60mL
蜜 12g

香豉柴胡汤 淡豆豉 48g 黑柴胡 6g 旱半夏 6g 人参 6g
生甘草 6g 生姜 12g

小半夏加茯苓汤 旱半夏 48g 生姜 48g 茯苓 18g

小半夏汤 旱半夏 48g 生姜 48g

小柴胡汤 黑柴胡 48g 黄芩 18g 炒甘草 18g 人参 18g
旱半夏 24g 生姜 18g 大枣 24g

小建中汤 桂枝 18g 生姜 18g 炒甘草 12g 芍药 36g
大枣 24g 胶饴 80g

《小品》漏芦连翘汤 漏芦 12g 连翘 12g 麻黄 12g 升麻 12g
枳壳 18g 白蔹 12g 生甘草 12g 黄芩 12g
大黄 12g

《小品》漏芦汤 漏芦 12g 麻黄 12g 升麻 12g 枳壳 12g
芍药 12g 生甘草 12g 白薇 12g 白蔹 12g
黄芩 12g 大黄 12g

《小品》芪芍桂苓小豆汤 黄芪 18g 芍药 12g 桂枝 6g 黄芩 12g
赤小豆 24g 炮附子 6g 白蔹 6g 清酒 60mL

小前胡汤 前胡 48g 旱半夏 24g 黄芩 18g 生姜 30g
人参 18g 炒甘草 18g 大枣 24g

小青龙加石膏汤	麻黄 18g　芍药 18g　桂枝 18g　细辛 18g 干姜 18g　炒甘草 18g　五味子 24g　旱半夏 24g 石膏 12g
小青龙汤	麻黄 18g　芍药 18g　桂枝 18g　细辛 18g 干姜 18g　炒甘草 18g　五味子 24g　旱半夏 24g
小陷胸汤	瓜蒌实 48g　旱半夏 24g　黄连 6g
泻心汤	大黄 12g　黄连 6g　黄芩 6g

Y

茵陈蒿汤	茵陈蒿 36g　大黄 12g　栀子 12g
《婴孺》寒石柴胡汤	寒水石 36g　黑柴胡 12g　栀子 12g　知母 12g 升麻 12g　黄芩 12g　葛根 24g　芍药 12g 生甘草 12g　竹叶 24g　杏仁 12g　蜂蜜 12g
《婴孺》芪芍桂芩细辛汤	黄芪 12g　芍药 24g　桂枝 12g　黄芩 12g 细辛 12g　当归 12g　龙骨 12g
越婢加半夏汤	麻黄 36g　石膏 48g　生甘草 12g　生姜 18g 大枣 30g　旱半夏 24g
越婢加术汤	麻黄 36g　石膏 48g　生甘草 12g　生姜 18g 大枣 30g　白术 24g
越婢汤	麻黄 36g　石膏 48g　生甘草 12g　生姜 18g 大枣 30g

Z

泽泻汤	泽泻 30g　白术 12g
真武汤	炮附子 6g　芍药 18g　茯苓 18g　白术 12g 生姜 18g
知母解肌汤	麻黄 12g　葛根 18g　石膏 18g　知母 18g 炒甘草 12g
栀子甘草豉汤	栀子 12g　淡豆豉 18g　炒甘草 12g

栀子生姜豉汤	栀子 12g　淡豆豉 18g　生姜 30g
栀子豉汤	栀子 12g　淡豆豉 18g
枳实芍药散	枳壳 24g　芍药 24g　小麦 48g
枳实栀子豉汤	栀子 12g　淡豆豉 48g　枳壳 36g　清浆水 240mL
竹叶黄芩汤	竹叶 48g　黄芩 18g　芍药 24g　生甘草 12g 生姜 36g　生地黄 48g　麦冬 12g　大黄 12g 茯苓 18g
竹叶石膏生姜汤	竹叶 12g　石膏 100g　人参 12g　炒甘草 12g 旱半夏 24g　粳米 24g　麦冬 48g　生姜 24g
竹叶石膏汤	竹叶 12g　人参 12g　炒甘草 12g　旱半夏 24g 麦门冬 48g　粳米 24g　石膏 100g
竹叶汤	竹叶 6g　葛根 18g　防风 6g　桔梗 6g　桂枝 6g 炮附子 6g　人参 6g　生甘草 6g　大枣 30g 生姜 30g
猪苓汤	猪苓 6g　茯苓 6g　泽泻 6g　滑石 6g　阿胶 6g